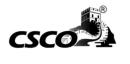

中国临床肿瘤学会（**CSCO**）
软组织肉瘤诊疗指南
2021

GUIDELINES OF CHINESE SOCIETY OF CLINICAL ONCOLOGY (CSCO)

SOFT TISSUE SARCOMA

中国临床肿瘤学会指南工作委员会 组织编写

人民卫生出版社

·北京·

U0385588

图书在版编目（CIP）数据

中国临床肿瘤学会（CSCO）软组织肉瘤诊疗指南.
2021 / 中国临床肿瘤学会指南工作委员会组织编写. —
北京：人民卫生出版社，2021.4
ISBN 978-7-117-31403-9

Ⅰ.①中…　Ⅱ.①中…　Ⅲ.①软组织肿瘤 — 肉瘤 — 诊
疗 — 指南　Ⅳ.①R738.6-62

中国版本图书馆 CIP 数据核字（2021）第 056282 号

| 人卫智网 | www.ipmph.com | 医学教育、学术、考试、健康,购书智慧智能综合服务平台 |
| 人卫官网 | www.pmph.com | 人卫官方资讯发布平台 |

中国临床肿瘤学会（CSCO）软组织肉瘤诊疗指南 2021
Zhongguo Linchuang Zhongliu Xuehui (CSCO) Ruanzuzhi Rouliu Zhenliao Zhinan 2021

组织编写：中国临床肿瘤学会指南工作委员会
出版发行：人民卫生出版社（中继线 010-59780011）
地　址：北京市朝阳区潘家园南里 19 号
邮　编：100021
E - mail：pmph @ pmph.com
购书热线：010-59787592　010-59787584　010-65264830
印　刷：北京盛通印刷股份有限公司
经　销：新华书店
开　本：787 × 1092　1/32　印张：7
字　数：173 千字
版　次：2021 年 4 月第 1 版
印　次：2021 年 4 月第 1 次印刷
标准书号：ISBN 978-7-117-31403-9
定　价：48.00 元

打击盗版举报电话：010-59787491　E-mail: WQ @ pmph.com
质量问题联系电话：010-59787234　E-mail: zhiliang @ pmph.com

中国临床肿瘤学会指南工作委员会

组　长　赫　捷　　　　李　进
副组长　（以姓氏汉语拼音为序）

程　颖　　　樊　嘉　　　郭　军　　　江泽飞
梁　军　　　马　军　　　秦叔逵　　　王　洁
吴一龙　　　徐瑞华　　　于金明

中国临床肿瘤学会（CSCO）
软组织肉瘤诊疗指南

2021

编写组组长

牛晓辉　　北京积水潭医院骨肿瘤科

编写组副组长

王　洁　　中国医学科学院肿瘤医院肿瘤内科
徐兵河　　中国医学科学院肿瘤医院肿瘤内科
于世英　　华中科技大学同济医学院附属同济医院肿瘤科
张　星　　中山大学附属肿瘤医院黑色素瘤与肉瘤内科

编写组秘书

徐海荣　　北京积水潭医院骨肿瘤科
黄　真　　北京积水潭医院骨肿瘤科

专家组成员（以姓氏汉语拼音为序）（* 为执笔人）

蔡建强　　中国医学科学院肿瘤医院腹部外科
蔡郑东　　上海市第一人民医院骨科

陈　静 *　华中科技大学同济医学院附属协和医院肿瘤中心
程晓光　北京积水潭医院放射科
丁　宜 *　北京积水潭医院病理科
董　扬　上海市第六人民医院骨科
樊征夫　北京大学肿瘤医院骨与软组织肿瘤科
郭　卫　北京大学人民医院骨肿瘤科
胡宇贤　北京朝阳中西医结合急诊抢救中心骨肿瘤科
金　晶 *　中国医学科学院肿瘤医院放射治疗科
李　涛　浙江省肿瘤医院骨和软组织肿瘤科
李建民　山东大学齐鲁医院骨肿瘤科
刘巍峰 *　北京积水潭医院骨肿瘤科
卢学春　中国人民解放军总医院血液病科
牛晓辉 *　北京积水潭医院骨肿瘤科
邵增务　华中科技大学同济医学院附属协和医院骨科

沈　赞　　上海市第六人民医院肿瘤内科

沈靖南　　中山大学附属第一医院骨肿瘤科

斯　璐　　北京大学肿瘤医院肾癌黑色素瘤内科

屠重祺　　四川大学华西医院骨科

王　洁　　中国医学科学院肿瘤医院肿瘤内科

王　臻　　空军军医大学（第四军医大学）西京医院骨肿瘤骨病科

王佳玉　　中国医学科学院肿瘤医院肿瘤内科

吴　荻　　吉林大学白求恩第一医院肿瘤中心

肖建如　　上海长征医院骨肿瘤外科

徐兵河　　中国医学科学院肿瘤医院肿瘤内科

徐海荣*　北京积水潭医院骨肿瘤科

于世英*　华中科技大学同济医学院附属同济医院肿瘤科

鱼　锋　　北京积水潭医院骨肿瘤科

张　清　　北京积水潭医院骨肿瘤科

张　星[*]　中山大学肿瘤防治中心黑色素瘤与肉瘤内科
张红梅[*]　空军军医大学（第四军医大学）西京医院肿瘤科
张晓晶　辽宁省肿瘤医院骨软组织肿瘤科
张宇辉　中国医学科学院阜外医院 HFCU 心力衰竭中心
周宇红[*]　复旦大学附属中山医院肿瘤内科

顾　问

孙　燕　中国医学科学院肿瘤医院肿瘤内科
秦叔逵　中国人民解放军东部战区总医院全军肿瘤中心
李　进　同济大学附属东方医院肿瘤科
梁　军　北京大学国际医院肿瘤内科
黄啸原　北京积水潭医院病理科

　　基于循证医学证据、兼顾诊疗产品的可及性、吸收精准医学新进展，制定中国常见肿瘤的诊断和治疗指南，是中国临床肿瘤学会（CSCO）的基本任务之一。近年来，临床诊疗指南的制定出现新的趋向，即基于诊疗资源的可及性，这尤其适合于发展中国家，以及地区差异性显著的国家和地区。中国是幅员辽阔、地区经济和学术发展不平衡的发展中国家，CSCO 指南需要兼顾地区发展差异、药物和诊疗手段的可及性及肿瘤治疗的社会价值三个方面。因此，CSCO 指南的制定，要求每一个临床问题的诊疗意见根据循证医学证据和专家共识度形成证据类别，同时结合产品的可及性和效价比形成推荐等级。证据类别高、可及性好的方案，作为 I 级推荐；证据类别较高、专家共识度稍低，或可及性较差的方案，作为 II 级推荐；临床实用，但证据类别不高的，作为 III 级推荐。CSCO 指南主要基于国内外临床研究成果和 CSCO 专家意见，确定推荐等级，以便于大家在临床实践中参考使用。CSCO 指南工作委员会相信，基于证据、兼顾可及、结合意见的指南，更适合我国的临床实际。我们期待得到大家宝贵的反馈意见，并将在指南更新时认真考虑、积极采纳合理建议，保持 CSCO 指南的科学性、公正性和时效性。

中国临床肿瘤学会指南工作委员会

CSCO 诊疗指南证据类别

证据特征			CSCO 专家共识度
类别	水平	来源	
1A	高	严谨的 Meta 分析、大型随机对照研究	一致共识 （支持意见 ≥ 80%）
1B	高	严谨的 Meta 分析、大型随机对照研究	基本一致共识，但争议小 （支持意见 60%~80%）
2A	稍低	一般质量的 Meta 分析、小型随机对照研究、设计良好的大型回顾性研究、病例 - 对照研究	一致共识 （支持意见 ≥ 80%）
2B	稍低	一般质量的 Meta 分析、小型随机对照研究、设计良好的大型回顾性研究、病例 - 对照研究	基本一致共识，但争议小 （支持意见 60%~80%）
3	低	非对照的单臂临床研究、病例报告、专家观点	无共识，且争议大 （支持意见 <60%）

CSCO 诊疗指南推荐等级

推荐等级	标准
Ⅰ级推荐	**1A 类证据和部分 2A 类证据** CSCO 指南将 1A 类证据,以及部分专家共识度高且在中国可及性好的 2A 类证据,作为 Ⅰ级推荐。具体为:适应证明确、可及性好、肿瘤治疗价值稳定,纳入《国家基本医疗保险、工伤保险和生育保险药品目录》的诊治措施
Ⅱ级推荐	**1B 类证据和部分 2A 类证据** CSCO 指南将 1B 类证据,以及部分在中国可及性欠佳,但专家共识度较高的 2A 类证据,作为 Ⅱ级推荐。具体为:国内外随机对照研究,提供高级别证据,但可及性差或者效价比不高;对于临床获益明显但价格较贵的措施,考虑患者可能获益,也可作为 Ⅱ级推荐
Ⅲ级推荐	**2B 类证据和 3 类证据** 对于某些临床上习惯使用,或有探索价值的诊治措施,虽然循证医学证据相对不足,但专家组意见认为可以接受的,作为 Ⅲ级推荐

CSCO 软组织肉瘤诊疗指南 2021 更新要点

参照 CSCO 诊疗指南制定标准，将本指南的目录和章节格式进行调整，并对全文参考文献进行了核对修正。

1 诊断与分期

1.1 流行病学

根据最新文献更新了软组织肉瘤的发病率。

1.2 自然病程

增加了内容 "AJCC 分期 I A 期、I B 期、II 期、III A 期、III B 期和IV期的 5 年总生存率分别为 85.3%、83.0%、79.0%、62.4%、50.1%、13.9%。"

1.3 影像学诊断

分期检查中 "原发肿瘤部位" 改为 "局部肿瘤"，增加了标注 a。

1.4 分期

"(第八版，2016 年)" 改为 "(第八版，2017 年)"

注释 2 和 3 的顺序进行了调整，并对内容进行了修改。

增加了注释 4。

2　病理学检查

　　2.1　活检方式

　　对注释 2 进行了修改。

　　2.2　病理学诊断策略

　　对整个表格和注释进行了重新撰写。

3　外科治疗（MSTS/Enneking 外科分期）

　　增加了 3.3 非计划切除的软组织肉瘤外科治疗。

　　增加了注释 12~16。

4　放射治疗

　　4.1　术前放疗

　　注释 2 增加"对于局部复发病灶，如未接受过放疗并且可手术切除，可考虑行术前放疗。"

　　4.2　术后放疗

　　增加了注释 1 的内容。

　　原注释 1 和 2 调整为注释 2 和 3。

5　化疗治疗（AJCC 分期）

　　5.1　术前化疗

　　修改了表格"软组织肉瘤术前化疗策略"。

　　对注释 2~4，8 进行了修改。

5.2　术后化疗

修改了表格"软组织肉瘤术后化疗策略"。

对注释 3 和 5 进行了修改。

5.3　转移或复发的不可切除肿瘤化疗

修改了表格"转移或复发不可切除的软组织肉瘤姑息化疗策略"。

对注释 2，6，7 进行了修改。

6　靶向 / 免疫治疗

6.1　晚期或不可切除软组织肉瘤的二线靶向治疗

修改了表格"晚期或不可切除软组织肉瘤的二线治疗靶向药物策略"。

注释 3 删除了"尽管安罗替尼在软组织肉瘤特别是某些亚型的临床研究中显示出较好的疗效，但是在中国尚没有获得适应证批准，故降级推荐。"

6.2　特殊病理亚型晚期或不可切除软组织肉瘤的靶向治疗

修改了表格"特殊病理亚型晚期或不可切除软组织肉瘤的靶向治疗"。

对注释 2 进行了修改。

6.3　特殊病理亚型晚期或不可切除软组织肉瘤的免疫治疗

新增内容。

7　常见亚型的软组织肉瘤的内科治疗（方案索引）

对注释 2 内容进行了修改。

8 药物治疗相关安全性管理

原标题"化疗管理"修改为"药物治疗相关安全性管理"。

8.1 止吐

修改了表格"软组织肉瘤系统性治疗预防止吐策略"。

对注释 3 和 4 进行了修改。

8.2 骨髓抑制的预防和治疗

修改了表格"软组织肉瘤系统性治疗所致白细胞降低的预防策略"。

对注释 5 内容进行了修改。

8.3 蒽环类药物心脏毒性的预防

对注释 4 和 5 的内容进行了修改。

8.4 出血性膀胱炎的预防

对注释 2 和 3 内容进行了修改。

8.5 软组织肉瘤免疫治疗相关的毒性监测

新增内容。

9 多学科协作

修改了表格"软组织肉瘤治疗多学科协作策略"

对注释 1~4 内容进行了修改。

10 随访

对注释 3 和 4 内容进行了修改。

11 附录

原附录 1 "2013 版 WHO 软组织肉瘤分类" 删除，替换为 "第五版软组织肉瘤 WHO 分类（2020）和 ICD 编码"。

增加了附录 2 "软组织肉瘤病理规范化报告内容"。

新增了附录 3 "软组织肉瘤的分子检测"。

原附录 3~10 顺序调整为附录 4~11。

原附录 7 "横纹肌肉瘤危险分度" 修改为 "胚胎型和腺泡型横纹肌肉瘤危险分度"，对表 7-1 进行了修改，新增了表格 7-2。

对附录 8 "不可切除或转移性软组织肉瘤的靶向 / 免疫治疗药物" 表格进行了修改。

1 诊断与分期

1.1 流行病学

软组织肉瘤（soft tissue sarcoma，STS）是指来源于非上皮性骨外组织的一组恶性肿瘤，但不包括网状内皮系统、神经胶质细胞和各个实质器官的支持组织[1]。软组织肉瘤主要来源于中胚层，部分来源于神经外胚层，主要包括肌肉、脂肪、纤维组织、血管及外周神经。软组织肉瘤是一组高度异质性肿瘤，其特点为具有局部侵袭性、呈浸润性或破坏性生长、可局部复发和远处转移。

软组织肉瘤占人类所有恶性肿瘤的 0.72%~1.05%[2, 3]，不同国家和地区所报道的发病率不尽相同，美国年发病率约 3.5/10 万[3]，欧洲年发病率为（4~5）/10 万[4]，我国年发病率约为 2.91/10 万[5,6]。根据 SEER 数据库统计，STS 不同人种可能存在发病率的差异[6]。尽管美国男女发病患者数比例约为 1.4∶1[7]，但我国男女发病患者数比例接近 1∶1[5]。随着年龄的增长，发病率明显增高，根据年龄校准后的发病率，80 岁时发病率约为 30 岁时的 8 倍[6]。

软组织肉瘤最常见的部位是肢体，约占 53%，其次是腹膜后（19%）、躯干（12%）、头颈部（11%）[8]。软组织肉瘤依据组织来源共分 12 大类，再根据不同形态和生物学行为，有 50 种以上亚型[9]。最常见亚型包括未分化多形性肉瘤（undifferentiated pleomorphic sarcoma，UPS）、脂肪肉瘤（liposarcoma，LPS）、平滑肌肉瘤（leiomyosarcoma，LMS）、滑膜肉瘤（synovial sarcoma，SS）。儿童和青少年最常见的软组织肉瘤为横纹肌肉瘤（rhabdomyosarcoma，RMS）。

软组织肉瘤的发病机制及病因学仍不明确，遗传易感性，*NF1*、*Rb* 及 *P53* 等基因突变可能与某些软组织肉瘤的发生有关；也有文献报道化学因子、感染、放射线等也可能与发病相关。

本指南并不包括胃肠道间质瘤（GIST）。

参考文献

［1］ GOLDBLUM JR, WEISS SW, FOLPE AL, et al. Enzinger and Weiss's Soft tissue tumors e-book. Elsevier Health Sciences, 2013.

［2］ SIEGEL RL, MILLER KD, JEMAL A. Cancer statistics, 2020. Ca Cancer J Clin, 2020, 70 (1): 7-30.

［3］ Surveillance, Epidemiology, and End Results (SEER) Program (www. seer. cancer. gov). Based on the Nov. 2020 data.

［4］ CASALI PG, ABECASSIS N, ARO HT, et al. Soft tissue and visceral sarcomas: ESMO-EURACAN Clinical Practice Guidelines for diagnosis, treatment and follow-up. Ann Oncol, 2018, 29 (Supplement_4): iv268-269.

［5］ YANG Z, ZHENG R, ZHANG S, et al. Incidence, distribution of histological subtypes and primary sites of soft tissue sarcoma in China. Cancer Biol Med, 2019, 16 (3): 565-574.

［6］ BURNINGHAN Z, HASHIBE M, SPECTOR L, et al. The epidemiology of sarcoma. Clinical Sarcoma Research. BioMed Central, 2012, 2 (1): 14.

［7］ FERRARI A, SULTAN I, HUANG TT, et al. Soft tissue sarcoma across the age spectrum: a population-based study from the Surveillance Epidemiology and End Results database. Pediatr Blood Cancer, 2011, 57 (6): 943-949.

［8］ MEHREN VON M, RANDALL RL, BENJAMIN RS, et al. Soft Tissue Sarcoma, Version 2. 2018, NCCN Clinical Practice Guidelines in Oncology. J Natl Compr Canc Netw, 2018, 16 (5): 536-563.

［9］ WHO Classification of Tumours Editorial Board. Soft Tissue and Bone Tumours: WHO Classification of Tumours 5th Edition. World Health Organization, April 24, 2020.

1.2　自然病程

软组织肉瘤主要表现为逐渐生长的无痛性包块，隐匿性强，病程可从数月至数年，当肿瘤逐渐增大压迫神经或血管时，可出现疼痛、麻木，甚至肢体水肿[1-3]，但症状并不具有特异性。有些病例可以出现肿块短期内迅速增大、皮肤温度升高、区域淋巴结肿大等，需要警惕肿瘤级别升高的可能[4,5]。临床表现与恶性程度相关，恶性程度高的可表现为病程很短，较早出现血行转移及治疗后易复发等特点[6-8]。

软组织肉瘤如果不治疗，包块可持续增大，甚至出现破溃，同时会发生远处转移，最常见的转移部位是肺。不当手术会影响肿瘤的自然病程。不当手术主要包括不当活检和非计划手术，会使自然屏障破坏，肿瘤向外扩散生长，引起血肿，造成肿瘤细胞突破原有边界，直接引起肿瘤细胞或组织播散，最终导致局部复发率和远处转移率增高。

软组织肉瘤生长过程中遇到的自然屏障主要包括肌间隔、关节囊、腱鞘、神经鞘膜、韧带、骨及关节软骨等[9]。少血运的解剖结构都有暂时的屏障作用，如皮质骨、关节软骨，可暂时阻碍肿瘤的生长。肿瘤组织通过挤压、刺激吸收和直接破坏正常组织向周围生长，表现为比良性或中间性肿瘤更强的局部侵袭能力。

软组织肉瘤总的 5 年生存率为 60%~80%。影响软组织肉瘤生存预后的主要因素有年龄、肿瘤部位、大小、组织学分级、是否存在转移及转移部位等[10, 11]。影响软组织肉瘤局部复发的因素主要有不充分的外科边界、多次复发、肿瘤体积大、组织学分级高等[12]。软组织肉瘤分期系统可以反映疾病生存预后，例如：病理学分级 1 级、2 级和 3 级的无转移生存率分别为 98%，85% 和 64%[13]；肿瘤大小为 <5cm、5~10cm、10~15cm、>15cm，其 5 年生存率分别为 84%、70%、50% 和 33%[14]。MSTS（Musculoskeletal Tumor Society）分期 I 期、II 期和 III 期的 5 年总生存率分别为 90%、81% 和 56%[15]。AJCC 分期 IA 期、IB 期、II 期、IIIA 期、IIIB 期和 IV 期的 5 年总生存率分别为 85.3%、83.0%、79.0%、62.4%、50.1%、13.9%[16]。

参考文献

[1] COLLIN C, GODBOLD J, HAJDU S, et al. Localized extremity soft tissue sarcoma: an analysis of factors affecting survival. J Clin Oncol, 1987, 5 (4): 601-612.

诊断与分期

［2］ RUSSELL WO, COHEN J, ENZINGER F, et al. A clinical and pathological staging system for soft tissue sarcomas. Cancer, 1977, 40 (4): 1562-1570.

［3］ GOLDBLUM JR, WEISS SW, FOLPE AL, et al. Enzinger and Weiss's soft tissue tumors e-book. Elsevier Health Sciences, 2013.

［4］ RIAD S, GRIFFIN AM, LIBERMAN B, et al. Lymph node metastasis in soft tissue sarcoma in an extremity. Clin Orthop Relat Res, 2004,(426): 129-134.

［5］ BEHRANWALA KA, A' HERN R, OMAR AM, et al. Prognosis of lymph node metastasis in soft tissue sarcoma. Ann Surg Oncol, 2004, 11 (7): 714-719.

［6］ GARCÍA FRANCO CE, ALGARRA SM, EZCURRA AT, et al. Long-term results after resection for soft tissue sarcoma pulmonary metastases. Interact Cardiovasc Thorac Surg, 2009, 9 (2): 223-226.

［7］ GADD MA, CASPER ES, WOODRUFF JM, et al. Development and treatment of pulmonary metastases in adult patients with extremity soft tissue sarcoma. Ann Sur, 1993, 218 (6): 705-712.

［8］ BILLINGSLEY KG, BURT ME, JARA E, et al. Pulmonary metastases from soft tissue sarcoma: analysis of patterns of diseases and postmetastasis survival. Ann Surg, 1999, 229 (5): 602-612.

［9］ ENNEKING WF, et al. Musculoskeletal tumor surgery. Churchill Livingstone, 1983.

［10］ ATEAN I, POINTREAU Y, ROSSET P, et al. Prognostic factors of extremity soft tissue sarcoma in adults. A single institutional analysis. Cancer Radiother, 2012, 16 (8): 661-666.

［11］ 李远, 牛晓辉, 徐海荣. 原发肢体软组织肉瘤 208 例预后的影响因素分析. 中华外科杂

志, 2011, 49 (11): 964-969.

[12] PISTERS PW, LEUNG DH, WOODRUFF J, et al. Analysis of prognostic factors in 1,041 patients with localized soft tissue sarcomas of the extremities. J Clin Oncol, 1996, 14 (5): 1679-1689.

[13] ZAGARS GK, BALLO MT, PISTERS PWT, et al. Prognostic factors for patients with localized soft-tissue sarcoma treated with conservation surgery and radiation therapy: an analysis of 1225 patients. Cancer, 2003, 97 (10): 2530-2543.

[14] RAMANATHAN RC, FISHER C, THOMAS JM, et al. Modified staging system for extremity soft tissue sarcomas. Ann Surg Oncol, 1999, 6 (1): 57-69.

[15] EDGE SB, COMPTON CC. The American Joint Committee on Cancer: the 7th edition of the AJCC cancer staging manual and the future of TNM. Ann Surg Oncol, 2010, 17 (6): 1471-1474.

[16] FISHER SB, CHIANG YJ, FEIG BW, et al. Comparative performance of the 7th and 8th Editions of the American Joint Committee on Cancer Staging Systems for soft tissue sarcoma of the trunk and extremities. Ann Surg Oncol, 2018, 25 (5): 1126-1132.

1.3 影像学诊断

软组织肉瘤的影像学检查策略

分期检查	Ⅰ级推荐	Ⅱ级推荐	Ⅲ级推荐
局部肿瘤 [a]	• MRI 或 CT（平扫＋增强）（根据患者情况选择）	• B 超 • X 线平片	
区域和全身	• 区域淋巴结 MRI 或 CT（平扫＋增强）（根据患者情况选择） • 全身 CT/MRI（头颅、胸部、腹部）（根据患者情况选择）	• PET/CT（FDG） • 区域淋巴结 B 超 • 全身骨扫描（根据患者情况选择）	

注：a. 局部肿瘤包括外科治疗前的原发肿瘤和外科治疗后的复发肿瘤两种情况。

【注释】

1 所有疑似软组织肉瘤的患者标准诊断步骤应包括病史采集、体检、原发肿瘤部位的影像学检查，以及区域和全身影像学检查，然后进行活检（首选穿刺活检）获得组织学诊断，完成软组织肉瘤分期诊断和分型诊断。

2 MRI 是软组织肉瘤最重要的检查手段[1]，能精确显示肿瘤与邻近肌肉、皮下脂肪、关节，以及主要神经血管束的关系，对术前计划非常有用。通常 T1 为中等信号，T2 为高信号，增强 MRI 可了解肿瘤的血运情况，对脂肪瘤、非典型性脂肪瘤和脂肪肉瘤有鉴别诊断意义。此外，MRI 可以很好地显示肿瘤在软组织内侵及范围、骨髓腔内侵及范围、发现跳跃病灶[2]。

3 CT 可以显示软组织肿块大小、范围、软组织肉瘤邻近骨有无骨破坏及破坏情况，强化后可显示肿瘤的血运状况、肿瘤与血管的关系。

4 X 线用来除外骨肿瘤，确认组织肿块位置，也可用于评估软组织肉瘤骨受侵时发生病理骨折的风险[3]。X 线表现为软组织包块，有无钙化特征，局部有无骨质异常（皮质破坏、骨膜反应、骨髓侵犯）等。具体的病理类型、X 线特征性表现各异，例如脂肪肉瘤表现为脂肪样的低密度影，而钙化多见于滑膜肉瘤和软组织间叶软骨肉瘤等。另外还可用于鉴别诊断，如血管瘤可观察到静脉石，骨化性肌炎可观察到骨化。

5 B 超用于判断肿物是囊性或实性，提供肿物的血流情况及区域淋巴结有无肿大等，对于局部复发肿瘤有较高的敏感性和特异性。B 超在淋巴结转移检查时起重要的作用，对于血管肉瘤、横纹肌肉瘤、滑膜肉瘤、上皮样肉瘤、腺泡状肉瘤，以及透明细胞肉瘤等可行 B 超进行区域淋巴结检查[4, 5]。

6 有条件的地区和单位建议用 PET/CT 对肿瘤进行分期检查，同时可为新辅助化疗或放疗的疗效评估提供基线数据。PET/CT 不仅可显示原发肿瘤部位的代谢状况，更重要的是可评价患者的区域和全身情况。但由于费用昂贵，有很多地区不可及，因此将其列为 II 级推荐[6]。

7　肺是软组织肉瘤最常见的转移部位，肺转移也是影响患者预后的重要因素，因此胸部 CT 是必需的影像学检查。黏液性脂肪肉瘤需进行腹部 CT 检查[7]。黏液性 / 圆细胞脂肪肉瘤和尤文肉瘤可进行全脊髓 MRI 检查。对腺泡状软组织肉瘤及血管肉瘤可进行中枢神经系统检查[8, 9]。软组织肉瘤可出现区域淋巴结转移，因此区域淋巴结 B 超和 MRI 检查是诊断区域淋巴结转移的诊断手段。

参考文献

[1] CHENEY MD, GIRAUD C, GOLDBERG SI, et al. MRI surveillance following treatment of extremity soft tissue sarcoma. J Surg Oncol, 2014, 109 (6): 593-596.

[2] GIBSON TN, HANCHARD B, WAUGH N, et al. A fifty-year review of soft tissue sarcomas in Jamaica: 1958-2007. West Indian Med J, 2012, 61 (7): 692-697.

[3] LORD HK, SALTER DM, MACDOUGALL RH, et al. Is routine chest radiography a useful test in the follow up of all adult patients with soft tissue sarcoma ? . Br J Radiol, 2006, 79 (946): 799-800.

[4] MOREL M, TAïEB S, PENEL N, et al. Imaging of the most frequent superficial soft-tissue sarcomas. Skeletal Radiol, 2011, 40 (3): 271-284.

[5] STRAMARE R, GAZZOLA M, CORAN A, et al. Contrast-enhanced ultrasound findings in soft-tissue lesions: preliminary results. J Ultrasound. 2nd ed, 2013, 16 (1): 21-27.

［6］ FUGLø HM, JøRGENSEN SM, LOFT A, et al. The diagnostic and prognostic value of ^{1}F-FDG PET/ CT in the initial assessment of high-grade bone and soft tissue sarcoma. A retrospective study of 89 patients. Eur J Nucl Med Mol Imaging, 2012, 39 (9): 1416-1424.

［7］ YOKOUCHI M, TERAHARA M, NAGANO S, et al. Clinical implications of determination of safe surgical margins by using a combination of CT and 18FDG-positron emission tomography in soft tissue sarcoma. BMC Musculoskelet Disord, 2011, 12: 166.

［8］ MEYER JM, PERLEWITZ KS, HAYDEN JB, et al. Phase I trial of preoperative chemoradiation plus sorafenib for high-risk extremity soft tissue sarcomas with dynamic contrast-enhanced MRI correlates. Clin Cancer Res, 2013, 19 (24): 6902-6911.

［9］ JORDAN KHAROFA MB, et al. Tumor Increase on MRI after Neoadjuvant Treatment is Associated with Greater Pathologic Necrosis and Poor Survival in Patients with Soft Tissue Sarcoma. Journal of Integrative Oncology, 2013, 02: 2-5.

诊断与分期

1.4 分期

1.4.1 美国癌症联合委员会（AJCC）肢体／躯干软组织肉瘤分期系统（第八版，2017 年）[1]

- TNM 临床分期

Ⅰ A 期	T1	N0	M0	G1，GX
Ⅰ B 期	T2/T3/T4	N0	M0	G1，GX
Ⅱ 期	T1	N0	M0	G2，G3
Ⅲ A 期	T2	N0	M0	G2，G3
Ⅲ B 期	T3/T4	N0	M0	G2，G3
Ⅳ 期	任何 T	N1	M0	任何 G
	任何 T	任何 N	M1	任何 G

- TNM 定义

原发肿瘤（T）

TX　原发肿瘤无法评价

T0　无原发肿瘤证据

T1　肿瘤最大径 ≤ 5cm

T2　肿瘤最大径 >5cm，≤ 10cm

T3　肿瘤最大径 >10cm，≤ 15cm

T4　肿瘤最大径 >15cm

区域淋巴结（N）

N0　无局部淋巴结转移或局部淋巴结无法评价

N1　局部淋巴结转移

远处转移（M）

M0　无远处转移

M1　有远处转移

- 组织学分级定义：采用 FNCLCC 软组织肉瘤分级系统

A. 肿瘤细胞分化

1 分　肉瘤非常类似正常成人间叶组织（如低级别平滑肌肉瘤）

2 分　肉瘤细胞有自己特定的组织学特点（如黏液样脂肪肉瘤）

3 分　胚胎样特点和未分化的肉瘤，滑膜肉瘤，类型不明确的肉瘤

B. 核分裂计数

1 分　0~9/10HPF

2 分　10~19/10HPF

3 分　>19/10HPF

C. 坏死

0 分　无坏死

1 分　<50% 肿瘤坏死

2 分　≥ 50% 肿瘤坏死

组织学分级 = A+B+C

1 级 = 2，3 分

2 级 = 4，5 分

3 级 = 6，7，8 分

1.4.2 骨及软组织肿瘤外科分期系统（MSTS/Enneking 外科分期）[2]

分期	病理分级	部位	转移
ⅠA 期	低恶（G1）	间室内（T1）	无转移（M0）
ⅠB 期	低恶（G1）	间室外（T2）	无转移（M0）
ⅡA 期	高恶（G2）	间室内（T1）	无转移（M0）
ⅡB 期	高恶（G2）	间室外（T2）	无转移（M0）
Ⅲ 期	任何 G	任何 T	区域或远处转移（M1）

【注释】

1 对新诊断软组织肉瘤的患者进行肿瘤分期是必要的，具有十分重要的意义[3]。不同分期的软组织肉瘤的预后和治疗原则有很大差别[4, 5]，因此，准确而完整的分期是制订和实施有效治疗方案的重要基础[6]。由于分期是基于肿瘤的大小、病理分级、区域淋巴结受累情况、远隔转移等情况进行评估，所以分期可以反映这些参数，不同分期的软组织肉瘤肿瘤学预后不同。软组织肉瘤通常使用 SSS 分期系统和 AJCC 分期系统，两种分期系统具有不同的特点。

2 美国癌症联合委员会（AJCC）分期系统是目前国际上最为通用的肿瘤分期系统。本指南采用 2017 年更新的第八版分期系统[1]，根据肿瘤大小（T）、淋巴结受累（N）及远处转移（M）进行分类。其中病理分级采用法国癌症中心联合会（French Federation of Cancer Centers Sarcoma Group，FNCLCC）软组织肉瘤分级系统，在病理检查部分有叙述。第八版 AJCC 肢体 / 躯干软组织肉瘤与第七版的最大区别：T 分期中取消肿瘤浅层和深层（a/b）的区别，将原 T1 ≤ 5cm 和 T2>5cm 进一步分为 T1（≤ 5cm）、T2（>5cm 且 ≤ 10cm）、T3（>10cm 且 ≤ 15cm）及 T4（>15cm），反映出肿瘤大小对于预后的影响。另外，对于有淋巴结转移而无远处转移的由 Ⅲ 期调整为 Ⅳ 期，提示淋巴结转移与远处转移有相似的预后[4, 5]。

3 Enneking 提出的 SSS 外科分期系统（surgical stagingsystem，SSS）是目前临床上使用比较广泛的分期系统[2]。此分期系统与外科治疗密切相关，因此被美国骨骼肌肉系统肿瘤协会（Musculoskeletal Tumor Society，MSTS）及国际保肢协会（International Society Of Limb Salvage，ISOLS）采纳，又称 MSTS/Enneking 外科分期。此系统根据肿瘤的组织学级别、局部累及范围和有无远隔转移对恶性骨肿瘤进行分期。肿瘤完全位于一块肌肉内的称为间室内（A）肿瘤，而穿透肌肉到另外一块肌肉或侵犯邻近骨骼、血管或神经，称为间室外（B）肿瘤；通过影像学分期，没有转移证据的患者被归于 M0，有转移者为 M1。其病理分级定义为低恶（G1）和高恶（G2），与 AJCC 病理分级 G1、G2 和 G3 意义不同。SSS 分期的主要特点：①肿瘤位于间室内或间室外能体现软组织肉瘤特有的生物学行为特征，对于治疗方案的选择和肿瘤切除范围的计划有指导意义；②转移灶通常位于肺、淋巴结，预示着预后不良。

4　AJCC 分期系统对预后的判断更加科学有效，也可反映肿瘤生物学行为对放化疗等综合治疗决策的影响，而 STS 患者手术方案的制订更多遵从 SSS 分期系统。需要在临床实践中将两者有机整合，以制订更为科学合理的治疗策略。

参考文献

［1］AMIN MB, EDGE SB, GREENE FL, et al. AJCC Cancer Staging Manual. 8th ed. Springer, 2017.

［2］ENNEKING WF, SPANIER SS, GOODMAN MA, et al. A system for the surgical staging of musculo-skeletal sarcoma. Clin Orthop Relat Res, 1980,(153): 106-120.

［3］KOTILINGAM D, LEV DC, LAZAR AJF, et al. Staging soft tissue sarcoma: evolution and change. CA Cancer J Clin, 2006, 56 (5): 282-291.

［4］CATES JMM, et al. The AJCC 8th Edition Staging System for Soft Tissue Sarcoma of the Extremities or Trunk: A Cohort Study of the SEER Database. J Natl Compr Canc Netw, 2018, 16 (2): 144-152.

［5］FISHER SB, CHIANG YJ, FEIG BW, et al. Comparative performance of the 7th and the 8th editions of the American Joint Committee on Cancer staging systems for soft tissue sarcoma of the trunk and extremities. Ann Surg Oncol, 2018, 25 (5): 1126-1132.

［6］Soft Tissue Sarcoma, Version 1. 2021, NCCN Clinical Practice Guidelines in Oncology.

2 病理学检查

2.1 活检方式

软组织肉瘤的活检方式选择策略

活检	I级推荐	II级推荐	III级推荐
对病灶的活检方式	• 穿刺活检（1A类）		• 切开活检（2B类） • 切除活检（2B类）

【注释】

1. 在对软组织肉瘤治疗前，强烈建议先进行活检，即使临床和影像学都提示非常典型的软组织肉瘤，也需活检确诊[1]。建议在拟行外科治疗的医院、由最终手术医生或其助手进行活检操作[2]。

2. 对可疑病灶进行组织学活检前一定要先完成必要的影像学检查和分析。一般来说，没有遵循适当的活检程序可能导致不良的治疗效果[3, 4]，活检位置选择对以后的保肢手术非常重要，穿刺点必须位于最终手术的切口线部位，以便于最终手术时能够切除穿刺道。

3. 推荐进行带芯穿刺活检（core needle biopsy）[5]，最常用的是 Tru-cut 活检针。如果第一次活检因为标本量少并没有获取明确诊断，可以考虑在影像学辅助下进行再次带芯穿刺活检，以获取明确诊断。

4 切开活检（open incisional biopsy）可获得更多的标本，利于诊断，但存在肿瘤污染范围大等风险，以及对再次手术的要求比带芯穿刺活检高等缺点，另外费用也相对较高[6, 7]。

5 如病变较小、位于浅层，手术可完整切除病灶且切除后不会造成重大功能障碍，如果行穿刺活检反而会造成相对于原病灶更大的污染，或者病灶紧邻重要血管或神经，可考虑做切除活检。

6 不推荐进行针吸活检（fine-needle aspiration）[8]，也不推荐冰冻活检。

7 活检应尽量获得足够的肿瘤组织，以便于病理科进行常规的病理检查（HE 染色切片、免疫组化），还可对新鲜标本进行分子检测。

参考文献

［1］ MEHREN VON M, RANDALL RL, BENJAMIN RS, et al. Soft Tissue Sarcoma, Version 2. 2018, NCCN Clinical Practice Guidelines in Oncology. J Natl Compr Canc Netw, 2018, 16 (5): 536-563.

［2］ GUSTAFSON P, DREINHöFER KE, RYDHOLM A. Soft tissue sarcoma should be treated at a tumor center. A comparison of quality of surgery in 375 patients. Acta Orthop Scand, 1994, 65 (1): 47-50.

［3］ CHANDRASEKAR CR, WAFA H, GRIMER RJ, et al. The effect of an unplanned excision of a soft-tissue sarcoma on prognosis. J Bone Joint Surg Br, 2008, 90 (2): 203-208.

［4］ QURESHI YA, HUDDY JR, MILLER JD, et al. Unplanned excision of soft tissue sarcoma results in increased rates of local recurrence despite full further oncological treatment. Ann Surg

病理学检查

Oncol, 2012, 19 (3): 871-877.

[5] HESLIN MJ, LEWIS JJ, WOODRUFF JM, et al. Core needle biopsy for diagnosis of extremity soft tissue sarcoma. Ann Surg Oncol, 1997, 4 (5): 425-431.

[6] POHLIG F, KIRCHHOFF C, LENZE U, et al. Percutaneous core needle biopsy versus open biopsy in diagnostics of bone and soft tissue sarcoma: a retrospective study. Eur J Med Resl, 2012, 17 (1): 29.

[7] RAY-COQUARD I, RANCHèRE-VINCE D, THIESSE P, et al. Evaluation of core needle biopsy as a substitute to open biopsy in the diagnosis of soft-tissue masses. Eur J Cancer, 2003, 39 (14): 2021-2025.

[8] DOMANSKI HA. Fine-needle aspiration cytology of soft tissue lesions: diagnostic challenges. Diagn Cytopathol, 2007, 35 (12): 768-773.

2.2 病理学诊断策略

标本类型	I级推荐		II级推荐		III级推荐
	大体检查[1]	镜下检查	免疫组化[11]	分子检测[12]	
活检标本[2]	标本类型[4] 部位 组织大小和数目	组织学类型和分级[9]	辅助诊断 靶标检测	FISH PCR Sanger 测序 RT-PCR	NGS[13]
手术标本[3]	标本类型[5] 部位 组织大小和数目[6] 切缘涂色[7] 标本取材[8]	组织学类型和分级[10]	辅助诊断 靶标检测	FISH PCR Sanger 测序 RT-PCR	NGS[13] 放化疗后组织学改变评估[14] 新鲜组织留取[15]

【注释】

1. 拍摄标本在新鲜状态下及固定以后的大体形态，包括外观和切面，标本下方放置标尺。

2. 活检标本离体后应立即放入 10% 甲醛溶液（中性缓冲福尔马林固定液）中，室温下固定 6 小时（≤ 48 小时）。对活检标本中病变组织过少不足以诊断的病例，视具体情况决定是否重取活检[1-3]。

3. 外科医师应对手术切除标本的各个切缘进行定位，可采用缝线（单、双根等）。手术标本离体后 30 分钟内放入 10% 甲醛溶液（中性缓冲福尔马林固定液）中，固定液至少 3 倍于标本体积。室温下固定，固定时间为 ≥ 12 小时，≤ 48 小时。对于直径 ≥ 2cm 的肿瘤组织，必须每隔 1cm 予以切开，以达到充分固定，保证后续免疫组化和分子检测的可行性和准确性[4]。

4. 活检标本：①细针穿刺活检（FNA）；②芯针穿刺活检（CNB）；③开放式活检（包括切取、切除或咬取活检等）。日常工作中推荐芯针穿刺活检，在超声或 CT 定位下进行[1-3]。

5. 外科医师应注明手术标本类型，主要的标本类型：①病灶内切除；②边缘性切除；③扩大切除；④根治性切除；⑤其他，如间室切除和盆腔廓清术。

6. 测量肿瘤的 3 个径线（长径、纵径和横径）[4, 5]。

7. 建议对肿物 6 个平面使用不同颜色墨汁标记，如标本方位明确也可采用单色标记，记录肿瘤组织边缘距每个切缘的距离[4, 5]。

8. 视不同质地和颜色予以充分取材，如有坏死，也要包括坏死灶。若肿块最大径 ≤ 2cm，全部取材；若肿块最大径 ≤ 5cm，应至少每 1cm 取材一块，必要时全部取材；若肿块最大径 >5cm，应每

1cm 至少取材一块，如最大径为 10cm 的肿块至少取材 10 块。建议对肿瘤的最大截面全部取材，不同质地或不同区域，以及肿瘤与正常组织交界处予以分别取材。辅助治疗后的手术标本，需仔细观察原肿瘤部位的改变并进行记录，根据拟似病变大小按常规进行充分取材，必要时全部取材[5]。

9 活检标本病理诊断的基本原则：①确定有无病变组织；②诊断软组织肿瘤之前，需注意除外恶性黑色素瘤、淋巴造血系统肿瘤和癌；③组织学评估（寻找特异性分化线索，观察瘤细胞异型性、核分裂活性和有无坏死）[6]；④根据需要合理加做辅助检测（免疫组化和分子检测）；⑤如各项检测均符合某种特定肿瘤，则给出明确诊断，如不能做出明确的定型诊断，尽可能做出定性诊断（良性、低度恶性或高度恶性）；⑥推荐对需要鉴别诊断的疾病类型进行描述性加注。

10 组织学类型参照第五版软组织肉瘤 WHO 分类（2020）（附录 1）。组织学分级推荐采用 FNCLCC 分级法[6, 7]，需注意的是经过放 / 化疗或活检取材不佳的标本不宜分级[6]，活检标本分级有可能被低估（活检标本显示为低级别，但切除标本可含有高级别区域）。推荐采用软组织肉瘤病理规范化报告（附录 2）。

11 采用免疫组化标记需结合临床特点和镜下形态，合理使用免疫组化抗体[6-8]。

12 分子检测需在有资质的单位或机构进行。近 50 种软组织肿瘤存在特异性的基因异位，部分软组织肿瘤存在基因扩增、突变或缺失（附录 3），根据实际需要分别采用 FISH、RT-PCR 或 DNA 测序等方法检测，以辅助诊断或指导临床治疗。另需注意，多种肿瘤类型可涉及同一基因（如 *EWSR1*）异常，最终诊断需结合临床、组织学形态和免疫表型[6-9]。

13 软组织肿瘤的 NGS 检测有助于发现软组织与骨肿瘤中新的基因异常，对肉瘤的分子诊断和潜在的靶向治疗具有重要的价值，有条件的单位应积极开展。对于活检标本的 NGS 检测，应首先满足常规病理诊断的需要[10-13]。

14 部分研究支持软组织肉瘤放 / 化疗后组织学改变在评估治疗效果及预后方面有作用，但尚无统一的意见。欧洲推荐使用 EORTC-STBSG 标准[14]。

15 经患者知情同意后，对手术标本，有条件的单位（如建有生物样本库者）在标本固定前留取不影响病理诊断的适量新鲜组织放入液氮罐中，然后再移置 –80℃超低温冰箱，已备日后检测和研究使用。

参考文献

[1] AKERMAN M. Fine-needle aspiration cytology of soft tissue sarcoma: benefits and limitations. Sarcoma, 1998, 2 (3-4): 155-161.

[2] DOMANSKI HA. Fine-needle aspiration cytology of soft tissue lesions: diagnostic challenges. Diagn Cytopathol, 2007, 35 (12): 768-773.

[3] PAPKE DJ Jr, JO VY. Practical application of cytology and core biopsy in the diagnosis of mesenchymal tumors. Surg Pathol Clin, 2019, 12 (1): 227-248.

[4] RUBIN BP, COOPER K, FLETCHER CD, et al. Protocol for the examination of specimens from

patients with tumors of soft tissue. Arch Pathol Lab Med, 2010, 134 (4): e31-e39.

[5] 陈杰, 等. 病理标本的检查及取材规范. 北京: 中国协和医科大学出版社, 2013.

[6] WHO Classification of Tumours Editioral Board. Soft Tissue and Bone Tumours, Lyon (France): IARC; 2020.(WHO classification of tumours series, 5th ed.; vol. 1). https://publications. iarc. fr.

[7] COINDRE JM. Grading of soft tissue sarcomas: review and update. Arch Pathol Lab Med, 2006, 130 (10): 1448-1453.

[8] HORNICK JL. Limited biopsies of soft tissue tumors: the contemporary role of immunohistochemistry and molecular diagnostics. Mod Pathol, 2019, 32 (Suppl 1): 27-37.

[9] MERTENS F, TAYEBWA J. Evolving techniques for gene fusion detection in soft tissue tumours. Histopathology, 2014, 64 (1): 151-162.

[10] BRIDGE JA. The role of cytogenetics and molecular diagnostics in the diagnosis of soft-tissue tumors. Mod Pathol, 2014, 27 Suppl 1: S80-S97.

[11] GROISBERG R, ROSZIK J, CONLEY A, et al. The Role of Next-Generation Sequencing in Sarcomas: Evolution From Light Microscope to Molecular Microscope. Curr Oncol Rep, 2017, 19 (12): 78.

[12] THWAY K, FOLPE AL. Update on selected advances in the immunohistochemical and molecular genetic analysis of soft tissue tumors. Virchows Arch, 2020, 476 (1): 3-15.

[13] ZHANG P, BROOKS JS. Modern pathological evaluation of soft tissue sarcoma specimens and its potential role in soft tissue sarcoma research. Curr Treat Options Oncol, 2004, 5 (6): 441-450.

病理学检查

[14] WARDELMANN E, HAAS RL, BOVEE JV, et al. Evaluation of response after neoadjuvant treatment in soft tissue sarcomas; the European Organization for Research and Treatment of Cancer-Soft Tissue and Bone Sarcoma Group (EORTC-STBSG) recommendations for pathological examination and reporting. Eur J Cancer, 2016, 53: 84-95.

3 外科治疗
（MSTS/Enneking 外科分期）

3.1 外科边界的定义 [1, 2]

分层		切除平面	切缘显微镜下表现
囊内切除	R1 & R2 切除	经病灶切除	切缘阳性 [a]
边缘切除	R0 切除	包膜外反应区内切除	切缘为反应区组织（内可含卫星灶）
广泛切除		反应区外正常组织内切除	切缘为正常组织（可含跳跃灶）
根治切除		间室外正常组织内切除	正常组织

注：a，肿瘤切缘（R0 为完整切除，所有切缘阴性；R1 为肿瘤切除不完整并有显微镜下阳性切缘；R2 为肉眼下可见肿瘤残留的不完整切除）。

3.2 不同分期外科治疗原则

本指南的外科治疗部分采用 MSTS 外科分期系统，边界采用"囊内 / 边缘 / 广泛 / 根治外科边界评价系统"进行评估 [5, 9]。

3.2.1 I期软组织肉瘤的外科治疗

分期	分层 b	I 级推荐	II 级推荐	III 级推荐
I A		• 局部广泛切除（2A 类） • 局部根治切除（2A 类）		• 截肢手术 c（2B 类）
I B	神经血管 无受累	• 局部广泛切除（2A 类） • 局部根治切除（2A 类）		• 截肢手术（2B 类）
	主要血管 受累	• 截肢手术（2A 类）	• 局部广泛切除 + 血管置换 d （2A 类）	• 局部边缘切除 e+ 血管外膜剥离 f+ 放疗[3]（3 类） • 新辅助放疗 + 局部边缘切除 （3 类）
	主要神经 受累	• 局部广泛切除（2A 类） • 局部根治切除（神经一 并切除）（2A 类）	• 截肢手术 （2A 类）	• 局部边缘切除 + 神经外膜切除 g+ 放疗（3 类） • 新辅助放疗 + 局部边缘切除 （3 类）

注：b，根据有无主要血管神经受累，作为保肢手术的重要考虑因素；c，恶性肿瘤患者，如有截肢意愿或截肢局部控制更有利，可以考虑截肢手术；d，连同血管一并切除，达到广泛切除外科边界；e，此类切除中为显露血管，外科边界不足需术后辅助放疗局部控制。f、g：血管和神经外膜剥离有严格要求，建议显微镜下显微外科操作。

3.2.2 Ⅱ期软组织肉瘤的外科治疗

分期	分层	Ⅰ级推荐	Ⅱ级推荐	Ⅲ级推荐
ⅡA	无神经血管受累	• 局部广泛切除（2A类） • 局部根治切除[h]（2A类）		• 截肢手术（2B类）
ⅡB	神经血管无受累	• 局部广泛切除（2A类） • 局部根治切除[h]（2A类）		• 截肢手术（2B类）
	主要血管受累	• 截肢手术（2A类）	• 局部广泛切除+血管置换（2A类）	• 局部边缘切除+血管外膜剥离+放疗[3]（3类） • 新辅助放疗+局部切除（3类）
	主要神经受累	• 局部广泛切除（2A类） • 局部根治切除（神经一并切除）（2A类）	• 截肢手术（2A类）	• 局部边缘切除+神经外膜切除+放疗（3类） • 新辅助放疗+局部边缘切除（3类）

注：h，肿瘤位于深筋膜浅层，达到安全边界时需要考虑皮肤扩大切除作为外科边界的一部分，需要进行测量和计算。

3.2.3 Ⅲ期软组织肉瘤的外科治疗 [i]

分期	分层		Ⅰ级推荐	Ⅱ级推荐	Ⅲ级推荐
ⅢA	低级别恶性 [i]	转移灶可切除	原发灶广泛切除 + 转移灶切除（2A 类）	截肢手术 + 转移灶切除（2A 类）	原发灶边缘切除 + 放疗 + 转移灶切除（3 类）
		转移灶不可切除	原发灶边缘及以上切除 ± 放疗（2A 类）		原发灶截肢手术 [j]（3 类） 原发灶放疗（3 类） 临床试验 [k]（3 类）
	高级别恶性 [i]	转移灶可切除	原发灶广泛切除 + 转移灶切除（2A 类）	原发灶边缘切除 + 放疗，转移灶切除（2A 类）	原发灶截肢手术 + 转移灶切除（3 类）
		转移灶不可切除	原发灶边缘及以上切除 ± 放疗（2A 类）		原发灶截肢手术 [j]（3 类） 原发灶放疗（3 类） 临床试验（3 类）

分期	分层			Ⅰ级推荐	Ⅱ级推荐	Ⅲ级推荐
ⅢB	无主要神经血管受累	低级别恶性	转移灶可切除	原发灶广泛切除[4]+转移灶切除（2A类）	截肢手术+转移灶切除（2A类）	原发灶边缘切除+放疗+转移灶切除（3类）
			转移灶不可切除	原发灶边缘及以上切除±放疗（2A类）		原发灶截肢手术 j（3类）原发灶放疗（3类）临床试验（3类）
		高级别恶性	转移灶可切除	原发灶广泛切除+转移灶切除（2A类）	原发灶边缘切除+放疗+转移灶切除（2A类）	原发灶截肢手术+转移灶切除（3类）
			转移灶不可切除	原发灶边缘及以上切除±放疗（2A类）		原发截肢手术 j（3类）原发灶放疗（3类）临床试验（3类）

Ⅲ期软组织肉瘤的外科治疗（续表）

分期	分层			Ⅰ级推荐	Ⅱ级推荐	Ⅲ级推荐
ⅢB	主要血管受累	低级别恶性	转移灶可切除	原发灶广泛切除 + 血管置换，转移灶切除（2A 类）	截肢手术 + 转移灶切除（2A 类）	原发灶边缘切除 + 血管外膜剥离 + 放疗 + 转移灶切除（3 类） 新辅助放疗 + 局部边缘切除（3 类）
			转移灶不可切除	原发灶边缘及以上切除 ± 放疗（2A 类）		原发灶截肢手术 ʲ（3 类） 原发灶放疗（3 类） 临床试验（3 类）
		高级别恶性	转移灶可切除	原发灶广泛切除 + 血管置换 + 转移灶切除（2A 类）	原发灶边缘切除 + 血管外膜剥离 + 放疗 + 转移灶切除（2A 类）	原发灶截肢手术 + 转移灶切除（3 类） 新辅助放疗 + 局部边缘切除（3 类）

外科治疗（MSTS/Enneking 外科分期）

43

III期软组织肉瘤的外科治疗（续表）

分期	分层			I级推荐	II级推荐	III级推荐
IIIB	主要血管受累	高级别恶性	转移灶不可切除	原发灶边缘及以上切除 ± 放疗（2A类）		原发灶截肢手术[j]（3类） 原发灶放疗（3类） 临床试验（3类）
	主要神经受累	低级别恶性	转移灶可切除	原发灶广泛切除神经一并切除）[l]+ 转移灶切除（2A类） 局部根治切除（神经一并切除）[l]+ 转移灶切除（2A类）	截肢手术（2A类）	原发灶边缘切除 + 神经外膜切除 + 放疗（3类） 新辅助放疗 + 局部边缘切除（3类）
			转移灶不可切除	原发灶边缘及以上切除 ± 放疗（2A类）		原发灶截肢手术[j]（3类） 原发灶放疗（3类） 临床试验（3类）

外科治疗（MSTS/Enneking 外科分期）

III期软组织肉瘤的外科治疗（续表）

分期	分层			I级推荐	II级推荐	III级推荐
IIIB	主要神经受累	高级别恶性	转移灶可切除	原发灶广泛切除（神经一并切除）（2A类） 局部根治切除（神经一并切除）（2A类）	原发灶边缘切除+神经外膜切除+放疗（2A类） 新辅助放疗+局部边缘切除（2A类）	原发灶截肢手术+转移灶切除（3类）
			转移灶不可切除	原发灶边缘及以上切除±放疗（2A类）		原发灶截肢手术 j（3类） 原发灶放疗（3类） 临床试验（3类）

注：i，III期软组织肉瘤主要在于全身系统治疗，经 MDT 团队讨论决策手术治疗后，按照本表推荐原则进行。低/高级别肉瘤的全身治疗详见化疗和靶向治疗内容。j，对于原发灶巨大、疼痛或者严重影响生活质量的软组织肉瘤，即使转移灶不可切除，本指南为缓解症状，提高生活质量，延长生命，经 MDT 讨论决策可行截肢手术。k，不可切除的肿瘤参见本指南术前化疗部分。l，下肢神经尤其是坐骨神经受累，含神经一并切除后造成严重肢体功能障碍，如预计义肢功能优于患肢，截肢手术可以作为选择。神经血管原位载体灭活技术对于 R0 及 R1 切除效果为佳。

3.3 非计划切除的软组织肉瘤外科治疗

分期	分层[m]		I级推荐	II级推荐	III级推荐
IA & IB	深筋膜浅层	切缘阴性，MRI诊断无残留证据	观察[n]（2A类）	扩大切除+创面覆盖（2A类）	
		切缘阳性，MRI诊断无残留证据	扩大切除+创面覆盖（2A类）	放疗（2A类）	观察[n]（3类）
		MRI诊断肿瘤残留	扩大切除+创面覆盖		放疗（3类）
	深筋膜深层	切缘阴性，MRI诊断无残留证据	观察[n]（2A类）	扩大切除[o]（2A类）	
		切缘阳性，MRI诊断无残留证据	扩大切除（2A类）	放疗（2A类）	观察[n]

外科治疗（MSTS/Enneking 外科分期）

46

非计划切除的软组织肉瘤外科治疗（续表）

分期	分层[m]	I 级推荐	II 级推荐	III 级推荐
IA & IB		MRI 诊断肿瘤残留	扩大切除（2A 类）		放疗（3 类）
IIA & IIB	深筋膜浅层	切缘阴性，MRI 诊断无残留证据	观察[n]（2A 类）	扩大切除 + 创面覆盖（2A 类）	
		切缘阳性，MRI 诊断无残留证据	扩大切除 + 创面覆盖（2A 类）	放疗（2A 类）	观察[n]（3 类）
		MRI 诊断肿瘤残留	扩大切除 + 创面覆盖（2A 类）		放疗（3 类）
	深筋膜深层[p]	切缘阴性，MRI 诊断无残留证据	观察[n]（2A 类）	扩大切除[o]（2A 类）	化疗[q]（3 类）

非计划切除的软组织肉瘤外科治疗（续表）

分期	分层[m]		I 级推荐	II 级推荐	III 级推荐
IIA & IIB		切缘阳性，MRI 诊断无残留证据	扩大切除（2A 类）	放疗 & 化疗[q]（2A 类）	观察[n]（3 类）
		MRI 诊断肿瘤残留	扩大切除（2A 类）		放疗 & 化疗[q]（3 类）
IIIA & IIIB[r]	转移灶可切除	切缘阴性，MRI 诊断无残留证据	观察[n]（2A 类）	扩大切除 + 创面覆盖（2A 类）	
		切缘阳性，MRI 诊断无残留证据	扩大切除 + 创面覆盖（2A 类）	放疗 & 化疗（2A 类）	观察[n]（3 类）
		MRI 诊断肿瘤残留	扩大切除 + 创面覆盖（2A 类）		放疗 & 化疗（3 类）

非计划切除的软组织肉瘤外科治疗（续表）

分期	分层 [m]		I 级推荐	II 级推荐	III 级推荐
III A & III B [r]	转移灶不可切除	切缘阴性，MRI 诊断无残留证据	观察 [n]（2A 类）	化疗（2A 类）	扩大切除（3 类）
		切缘阳性，MRI 诊断无残留证据	放疗 & 化疗（2A 类）	扩大切除（2A 类）	观察（3 类）[n]
		MRI 诊断肿瘤残留	扩大切除（2A 类）		放疗 & 化疗（3 类）

注：m，肿瘤大小和深度也是重要分层因素，<5cm 和深筋膜浅层肿瘤更易于经历非计划切除；n，密切随访直至明确肿瘤复发，观察期间根据肿瘤类型选择化疗方案，见注释 15。切缘阳性部分患者选择局部放疗，见注释 16；o，如肿瘤累及浅层皮肤，则需创面覆盖；p，神经血管受累情况处理同表 1；q，肿瘤直径 >5cm，化疗中-高度敏感型；r，此处的外科治疗均指原发病灶。

【注释】

1 软组织肉瘤分期主要采用 MSTS/Enneking 外科分期系统[1, 5]和 AJCC 分期系统[6, 7]。外科边界评价有国际抗癌联盟（UICC）的 R0/R1/R2 切除标准[8]和 MSTS/Enneking 外科边界评价系统。在本专业外科，MSTS 外科边界评价系统的囊内切除、边缘切除、广泛切除、根治性切除的外科边界评价标准更为常用[6, 9]。

（1）囊内切除时肿瘤的包膜会被保留，可切除部分或全部肿瘤组织。

（2）边缘切除是指经肿瘤的真性或假性包膜外切除的手术方式，可能会残留微小的肿瘤组织（卫星灶），可用于肿瘤紧邻重要解剖结构或包块巨大、无理想切缘、具有强烈保肢要求的情况。

（3）广泛切除是指整块切除肿瘤和肿瘤外的正常组织，是在正常组织中进行手术，手术野无肿瘤残留。

（4）根治性切除是指以间室概念为基础的手术方法，将解剖间室结构连同软组织肿瘤全部切除，可视为局部根治性切除。根治性切除对肢体功能损伤一般较为严重，需术前综合评估[10, 11]。

2 软组织肉瘤的切除为术前计划性切除，非计划切除是导致复发率增高的原因之一[12]。

3 软组织肉瘤的安全外科边界指的是达到边缘、广泛或根治性切除，即边缘及以上切除边界（R0切除）。软组织肉瘤安全外科边界的界定与肿瘤性质（包括恶性程度）相关，不同软组织肉瘤其安全边界的标准并不一致[13]。

4 软组织肉瘤采用以外科为主的综合治疗策略[14]。外科治疗的原则：手术应达到安全的外科边界。手术包括保肢和截肢[15]。

5 保肢的适应证：①保肢手术可以获得满意的外科边界；②重要血管神经束未受累；③软组织覆盖完好；④预计保留肢体功能优于义肢；⑤远隔转移不是保肢禁忌证。

6 截肢的适应证：①患者要求或者同意截肢手术；②重要神经血管束受累；③缺乏保肢后骨或软组织重建条件；④预计义肢功能优于保肢；⑤区域或远隔转移不是截肢手术的禁忌证。

7 对于位于深筋膜浅层或者侵犯皮肤的肿瘤，应考虑切除足够的皮肤、皮下、深筋膜浅层、深层，甚至部分正常肌肉，以获取安全的外科边界。对于软组织肉瘤侵及骨的病变，需要计算好安全边界，连同受侵骨质一并切除[4]。

8 II期高级别肉瘤术前化疗联合放疗可能有益于提高局部控制率[16]。对于II期高级别肉瘤患者，如具有肿瘤位于深筋膜深层、直径>5cm等高危因素者，术后进行辅助化疗可能获益[17]。

9 对于肿瘤体积较大、紧邻重要血管、神经或骨的软组织肉瘤患者，术前行新辅助放疗可能有助于增加手术局部控制率[18,19]，外科边界切缘不足时，术后放疗仍是改善局部控制的辅助方法之一[20]。

10 软组织肉瘤切除后需要进行功能重建。重建方法：①皮肤覆盖，可以选择植皮和皮瓣转移；②血管修复和移植，在软组织肉瘤侵犯重要血管时，为了达到安全外科边界，有时需要将血管做一期切除和重建；③骨骼重建，软组织肉瘤侵犯骨骼一并切除后，需要进行骨重建，可采用生物重建和机械重建两种方式；④动力重建，包括神经移植和肌肉、肌腱移位重建。

11 关于可切除肿瘤和不可切除肿瘤的定义。可切除肿瘤是指通过外科手术方式可以在安全外科边界下完整切除的肿瘤。对于不可切除的定义仍有争议，一般是指通过外科手术无法获得安全外科边界的肿瘤，或者肿瘤切除后会造成患者出现重大功能障碍，甚至严重时危及生命。常见于以下4种情况：①肿瘤巨大或累及重要脏器；②肿瘤位于重要血管神经部位；③肿瘤多发转移，难以通过外科手术来控制；④合并严重内科疾病可造成致命外科手术风险。

12 关于非计划切除的定义。非计划切除通常指将软组织肉瘤误诊为良性肿瘤而实施的不恰当外科手术切除，导致肿瘤标本切缘阳性或者肿瘤残留。通常认为缺乏术前活检和有效的磁共振影像学诊断是导致误诊的主要原因[21]。

13 非计划切除手术后的处理仍存在争议。多中心研究、大宗病例及数据库结果等循证医学证据表明，需要根据不同结果的分层来进行处理[21, 22]。多中心研究数据显示非计划切除术后的局部复发未对远处转移生存率和总生存率产生影响，但是对于局部无复发生存及局部控制率影响显著[21-26]。

14 局部放疗对非计划切除的局部控制具有显著的效果，且与外科手术的彻底性呈现负相关，也就是外科切缘越差的患者，放疗的获益空间越大[22]。

15 对于非计划切除后的高级别软组织肉瘤，分为两种情况：①在切缘阴性观察期间根据不同的亚型分类采取是否化疗的策略；②切缘阳性或肿瘤残留，但MRI显示局部水肿范围较大，难以确定扩大切除范围时，考虑根据不同的肿瘤类型采用化疗，详见"5 化学治疗"。

16 对于非计划切除后的软组织肉瘤，切缘阳性患者如扩切困难，或扩切后丧失重要功能严重影响生活质量，可以放疗科会诊进行局部放疗，参见放疗部分。

参考文献

[1] ENNEKING WF, et al. A system of staging musculoskeletal neoplasms. Clin Orthop Relat Res, 1986, 204: 9-24.

[2] WOLF RE, ENNEKING WF. The staging and surgery of musculoskeletal neoplasms. Orthop Clin North Am, 1996, 27 (3): 473-481.

[3] AHMAD R, JACOBSON A, HORNICEK F, et al. The width of the surgical margin does not influence outcomes in extremity and truncal soft tissue sarcoma treated with radiotherapy. Oncologist, 2016, 21 (10): 1269-1276.

[4] GUNDLE KR, KAFCHINSKI L, GUPTA S, et al. Analysis of margin classification systems for assessing the risk of local recurrence after soft tissue sarcoma resection. J Clin Oncol, 2018, 36 (7): 704-709.

[5] ENNEKING WF, SPANIER SS, GOODMAN MA. A system for the surgical staging of musculoskeletal sarcoma. Clin Orthop Relat Res, 1980,(153): 106-120.

[6] TANAKA K, OZAKI T. New TNM classification (AJCC eighth edition) of bone and soft tissue sarcomas: JCOG Bone and Soft Tissue Tumor Study Group. Jpn J Clin Oncol, 2019, 49 (2): 103-107.

[7] FISHER SB, CHIANG YJ, FEIG BW, et al. Comparative performance of the 7th and 8th editions of the american joint committee on cancer staging systems for soft tissue sarcoma of the trunk and extremities. Ann Surg Oncol, 2018, 25 (5): 1126-1132.

[8] WITTEKIND C, CO, MPTON CC, GREENE FL, et al. TNM residual tumor classification revisited. Cancer, 2002, 94 (9): 2511-2516.

[9] HASLEY I, GAO Y, BLEVINS AE, et al. The significance of a "close" margin in extremity sarcoma: A systematic review. Iowa Orthop J, 2018, 38: 123-130.

[10] ENNEKING WF, DUNHAM W, GEBHARDT MC, et al. A system for the functional evaluation of reconstructive procedures after surgical treatment of tumors of the musculoskeletal system. Clin Orthop Relat Res, 1993, 286: 241-246.

[11] KAWAGUCHI N, MATUMOTO S, MANABE J, et al. New method of evaluating the surgical margin and safety margin for musculoskeletal sarcoma, analysed on the basis of 457 surgical cases. J Cancer Res Clin Oncol, 1995, 121 (9-10): 555-563.

[12] STOECKLE E, COINDRE JM, KIND M, et al. Evaluating surgery quality in soft tissue sarcoma. Recent Results Cancer Res, 2009, 179: 229-242.

[13] KAWAGUCHI N, AHMED AR, MATSUMOTO S, et al. The concept of curative margin in surgery for bone and soft tissue sarcoma. Clin Orthop Relat Res, 2004,(419): 165-172.

[14] NYSTROM LM, REIMER NB, REITH JD, et al. Multidisciplinary management of soft tissue sarcoma.

Scientific World Journal, 2013, 2013: 852462.

［15］王佳玉，王臻，牛晓辉，等. 肢体软组织肉瘤临床诊疗专家共识. 临床肿瘤学杂志, 2014, 19 (7): 633-636.

［16］RAVAL RR, FRASSICA D, THORNTON K, et al. Evaluating the role of interdigitated neoadjuvant chemotherapy and radiation in the management of high-grade soft-tissue sarcoma: The Johns Hopkins Experience. Am J Clin Oncol, 2017, 40 (2): 214-217.

［17］GRONCHI A, FERRARI S, QUAGLIUOLO V, et al. Histotype-tailored neoadjuvant chemotherapy versus standard chemotherapy in patients with high-risk soft-tissue sarcomas (ISG-STS 1001): an international, open-label, randomised, controlled, phase 3, multicentre trial. Lancet Oncol, 2017, 18 (6): 812-822.

［18］LEVY A, BONVALOT S, BELLEFQIH S, et al. Is preoperative radiotherapy suitable for all patients with primary soft tissue sarcoma of the limbs ? Eur J Surg Oncol, 2014, 40 (12): 1648-1654.

［19］KUBICEK GJ, LA COUTURE T, KADEN M, et al. Preoperative radiosurgery for soft tissue sarcoma. Am J Clin Oncol, 2018, 41 (1): 86-89.

［20］CAI L, MIRIMANOFF RO, MOUHSINE E, et al. Prognostic factors in adult soft tissue sarcoma treated with surgery combined with radiotherapy: A retrospective single-center study on 164 patients. Rare Tumors, 2013, 5 (4): e55.

［21］BATENI SB, GINGRICH AA, JEON SY, et al. Clinical Outcomes and Costs Following Unplanned

Excisions of Soft Tissue Sarcomas in the Elderly. J Surg Res, 2019, 239: 125-135.

[22] DECANTERr G, STOECKLE E, HONORE C, et al: Watch and Wait Approach for Re-excision After Unplanned Yet Macroscopically Complete Excision of Extremity and Superficial Truncal Soft Tissue Sarcoma is Safe and Does Not Affect Metastatic Risk or Amputation Rate. Ann Surg Oncol, 2019, 26 (11): 3526-3534.

[23] CHAROENLAP C, IMANISHI J, TANAKA T, et al: Outcomes of unplanned sarcoma excision: impact of residual disease. Cancer Med, 2016, 5 (6): 980-988.

[24] GINGRICH AA, ELIAS A, MICHAEL LEE CY, et al. Predictors of residual disease after unplanned excision of soft tissue sarcomas. J Surg Res, 2017, 208: 26-32.

[25] QURESHI SS, PRABHU A, BHAGAT M, et al. Re-excision after unplanned resection of nonmetastatic nonrhabdomyosarcoma soft tissue sarcoma in children: Comparison with planned excision. J Pediatr Surg, 2017, 52 (8): 1340-1343.

[26] ZAIDI MY, ETHUN CG, LIU Y, et al. The impact of unplanned excisions of truncal/extremity soft tissue sarcomas: A multi-institutional propensity score analysis from the US Sarcoma Collaborative. J Surg Oncol, 2019, 120 (3): 332-339.

4 放射治疗

4.1 术前放疗

适应证	Ⅰ级推荐	Ⅱ级推荐	Ⅲ级推荐
Ⅱ期（T1N0M0，G2-3）	术前放疗（1A 类）		
Ⅲ期（T2N0M0，G2-3 或 T3-4N0M0，G2-3）	术前放疗（1A 类）	术前同步放化疗（2B 类）	

【注释】

1 随着外科、药物和放疗技术的进步，软组织肉瘤的综合治疗不断进步。放疗的目的在于提高肿瘤的局控率、延长总生存，并更好地保留肢体功能。已有随机研究证实，保留肢体的外科切除联合辅助放疗，具有与截肢手术相同的局部控制率和总生存率[1-5]。本指南推荐对于高级别（G2/G3）的软组织肿瘤患者联合术前或术后放疗。

2 术前放疗，也称新辅助放疗，主要用于Ⅱ/Ⅲ期不可切除，或预期难以达到理想外科切缘，或可能造成肢体功能损伤的患者。新辅助放疗有助于获得更高的 R0 切除率，从而提高局控率、延长总生存，并更好地保留肢体功能。对于可切除的Ⅲ期软组织肉瘤患者，也可以考虑进行术前放化疗。

术前放疗的优点：使肿瘤范围更清晰，放射治疗体积更小、血运好、乏氧细胞少、放疗剂量低。近年研究数据体现了术前放疗与术后放疗比较在长期预后中的优势，并且可以降低关节僵硬、纤维化等远期并发症发生率[6-11]。

由于术前放疗发生伤口并发症的风险相对较高[10, 11]，对放疗时机的选择仍存在争议。但专家组更倾向于推荐术前放疗，尤其当放射野较大时，术前放疗更为优选。放疗后距离手术的间隔时间至少为3~6周[13]。

对于局部复发病灶，如未接受过放疗并且可手术切除，可考虑行术前放疗。

3 放疗范围

GTV：CT/MRI图像显示可见肿瘤；CTV：GTV向四周扩1.5cm、纵向扩3cm边界，包括MRI图像T2序列显示的水肿区，避开关节。如外扩超过肌肉起止点则缩至肌肉起止点；如外扩超过天然解剖屏障，如皮肤、肌群筋膜、骨，则缩至解剖屏障处。

4 放疗剂量：95% PTV 50Gy/（25F·25d）为目前推荐的标准剂量。其他非常规分割放疗方式，如大分割放疗的疗效与不良反应是否与常规分割放疗相当，目前仍缺乏高级别的证据支持，推荐在有条件的中心可进行相关的临床研究。

摆位原则：患者患侧病变部位或肢体尽量采取自然体位，以固定良好、重复性好为原则，采用真空垫、发泡胶或其他体位固定装置，减少靶区部位各方向的位移及旋转。同时，应注意保护正常组织器官或患侧肢体，从而利于放射野设置。摆位还应考虑治疗中心应在肿瘤区域皮肤表面清晰可见，不被肢体或定位装置遮挡。

5 同步放化疗：对于ⅢA期（T2N0M0，G2/G3）或ⅢB期（T3/T4N0M0，G2/G3）患者，同步化疗可能增加放射线对肿瘤细胞的杀伤效应，提高pCR率，并减少远处微转移。新辅助放化疗联合的报道有一些单臂研究和回顾性研究，涉及的模式包括化疗与常规放疗交替（RT0G 9514研究）[14, 15]、化疗与大分割放疗同步[16-18]等；报道的化疗药物或方案包括多柔比星[19]、异环磷酰胺[17]、异环磷酰胺与表柔比星联合[16-18]、MAID方案[14, 15]等。其他一些具有放疗增敏的药物如吉西他滨[19, 20]、替莫唑胺等，研究数据极少。同步放化疗可能明显增加骨髓抑制的风险和影响术后伤口愈合，目前仅作为Ⅲ级推荐。

6 术前放疗后的疗效评估应在术前放疗后4~8周进行。评估方式包括查体、CT、MRI和/或PET/CT，评估方式应与放疗前一致。术后应评估治疗后病理反应率，包括切缘状态、残留活细胞比例或肿瘤坏死率等。

7 术前放疗后拟进行广泛切除前，建议再次进行分期检查，以避免漏诊在此期间可能出现的远处转移。

8 所有患者在开始放疗前均建议进行生育功能的知情同意（附录4）。

4.2 术后放疗

适应证	I 级推荐	II 级推荐	III 级推荐
I A 期（T1N0M0/G1），切缘不足		术后放疗（2B 类）	
I B 期（T2-4N0M0，G1），切缘不足	术后放疗（2A 类）		
II 期	术后放疗（2A 类）		
III 期	术后放疗（2A 类）		
术前放疗后，切缘阳性或肉眼残存		术后放疗补量（2B 类）	

【注释】

1 术后辅助放疗与单纯手术比较，虽然无法提高总生存，但是显著改善了高级别软组织肉瘤的局部控制率。两项随机试验证实了术后放疗联合保留肢体手术在治疗高级别（以及部分低级别）软组织肉瘤中的作用。研究认为局部复发率可以控制在 15% 以下 [2, 6]。

术后放疗的优势是可以有明确完整的病理结果和切缘状态，急性手术伤口并发症低。但是由于放疗的靶区范围大，剂量高，晚期并发症发生率较高，包括纤维化、关节僵硬、水肿和骨折。这些晚期毒性大多是不可逆的。

术后复发再次术后的放疗适应证，也可参考上述推荐。

2　放疗范围

GTV（如有肉眼残存）：CT/MRI 图像显示的可见肿瘤；CTV：瘤床区域，在此区域四周扩 1.5cm、纵向方向扩 4cm 边界，包括手术瘢痕及引流口，避开关节。如外扩超过肌肉起止点，则缩至肌肉起止点；如外扩超过天然解剖屏障，如皮肤、肌群筋膜、骨，则缩至解剖屏障处；

CTV 加量：瘤床区域［+GTV（如有）］，在区域四周和纵向扩 1.5cm。

3　放疗剂量

95% PTV：50Gy/25F。

95% PTV 加量：（60~66）Gy/（30~33）F。

4　摆位原则同术前。

4.3 姑息放疗

全身远处转移的软组织肉瘤临床预后差，姑息放疗目的是减轻痛苦，提高生活质量。

1. 放疗范围

GTV：CT/MRI 图像显示的可见肿瘤；CTV：范围与术前放疗相同，可根据病变情况及患者一般状态调整靶区。

2. 放疗剂量：95%PTV，（50~60）Gy/（25~30）F 或 30Gy/6F。

3. 摆位原则同术前。

参考文献

［1］ROSENBERG SA, TEPPER J, GLATSTEIN E, et al. The treatment of soft-tissue sarcomas of the extremities: prospective randomized evaluations of (1) limb-sparing surgery plus radiation therapy compared with amputation and (2) the role of adjuvant chemotherapy. Ann Surg, 1982, 196 (3): 305-315.

［2］YANG JC, CHANG AE, BAKER AR, et al. Randomized prospective study of the benefit of adjuvant radiation therapy in the treatment of soft tissue sarcomas of the extremity. J Clin Oncol, 1998, 16 (1): 197-203.

［3］ KOSHY M, RICH SE, MOHIUDDIN MM. Improved survival with radiation therapy in high-grade soft tissue sarcomas of the extremities: a SEER analysis. Int J Radiat Oncol Biol Phys, 2010, 77 (1): 203-209.

［4］ RAMEY SJ, YECHIELI R, ZHAO W, et al. Limb-sparing surgery plus radiotherapy results in superior survival: an analysis of patients with high-grade, extremity soft-tissue sarcoma from the NCDB and SEER. Cancer Med, 2018, 7 (9): 4228-4239.

［5］ GINGRICH AA, MARRUFO AS, LIU Y, et al. Radiotherapy is associated with improved survival in patients with synovial sarcoma undergoing surgery: a national cancer database analysis. J Surg Res, 2020, 255: 378-387.

［6］ O' SULLIVAN B, DAVIS AM, TURCOTTE R, et al. Preoperative versus postoperative radiotherapy in soft-tissue sarcoma of the limbs: a randomised trial. Lancet, 2002, 359 (9325): 2235-2241.

［7］ SAMPATH S, SCHULTHEISS TE, HITCHCOCK YJ, et al. Preoperative versus postoperative radio-therapy in soft-tissue sarcoma: multi-institutional analysis of 821 patients. Int J Radiat Oncol Biol Phys, 2011, 81 (2): 498-505.

［8］ DAVIS AM, O' SULLIVAN B, TURCOTTE R, et al. Late radiation morbidity following random-ization to preoperative versus postoperative radiotherapy in extremity soft tissue sarcoma. Radiother Oncol, 2005, 75 (1): 48-53.

［9］ POLLACK A, ZAGARS GK, GOSWITZ MS, et al. Preoperative vs. postoperative radiotherapy in the treatment of soft tissue sarcomas: a matter of presentation. Int J Radiat Oncol Biol Phys, 1998, 42 (3):

563-572.

[10] NIELSEN OS, CUMMINGS B, O' SULLIVAN B, et al. Preoperative and postoperative irradiation of soft tissue sarcomas: effect of radiation field size. Int J Radiat Oncol Biol Phys, 1991, 21 (6): 1595-1599.

[11] ALBERTSMEIER M, RAUCH A, ROEDER F, et al. External beam radiation therapy for resectable soft tissue sarcoma: a systematic review and meta-analysis. Ann Surg Oncol, 2018, 25 (3): 754-767.

[12] DAVIS AM, O' SULLIVAN B, BELL RS, et al. Function and health status outcomes in a randomized trial comparing preoperative and postoperative radiotherapy in extremity soft tissue sarcoma. J Clin Oncol, 2002, 20 (22): 4472-4477.

[13] GRIFFIN AM, DICKIE CI, CATTON CN, et al. The influence of time interval between preoperative radiation and surgical resection on the development of wound healing complications in extremity soft tissue sarcoma. Ann Surg Oncol, 2015, 22 (9): 2824-2830.

[14] KRAYBILL WG, HARRIS J, SPIRO IJ, et al. Phase II study of neoadjuvant chemotherapy and radiation therapy in the management of high-risk, high-grade, soft tissue sarcomas of the extremities and body wall: Radiation Therapy Oncology Group Trial 9514. J Clin Oncol, 2006, 24 (4): 619-625.

[15] SPENCER RM, AGUIAR JUNIOR S, FERREIRA FO, et al. Neoadjuvant hypofractionated radiotherapy and chemotherapy in high-grade extremity soft tissue sarcomas: phase 2 clinical trial protocol. JMIR Res Protoc, 2017, 6 (5): e97.

[16] MACDERMED DM, MILLER LL, PEABODY TD, et al. Primary tumor necrosis predicts distant control

放射治疗

in locally advanced soft-tissue sarcomas after preoperative concurrent chemoradiotherapy. Int J Radiat Oncol Biol Phys, 2010, 76 (4): 1147-1153.

[17] RYAN CW, MONTAG AG, HOSENPUD JR, et al. Histologic response of dose-intense chemotherapy with preoperative hypofractionated radiotherapy for patients with high-risk soft tissue sarcomas. Cancer, 2008, 112 (11): 2432-2439.

[18] EILBER F, ECKARDT J, ROSEN G, Fet al. Preoperative therapy for soft tissue sarcoma. Hematol Oncol Clin North Am, 1995, 9 (4): 817-823.

[19] TSENG WW, ZHOU S, TO CA, et al. Phase 1 adaptive dose-finding study of neoadjuvant gemcitabine combined with radiation therapy for patients with high-risk extremity and trunk soft tissue sarcoma. Cancer, 2015, 121 (20): 3659-3667.

[20] KHOKHAR MA, AKHTAR M, SHAH GILLANI S, et al. Radiotherapy alone with concurrent chemoradiotherapy plus temozolamide in locally advanced soft tissue sarcoma at Mayo Hospital Lahore: A randomized controlled trial. J Pak Med Assoc, 2020, 70 (4): 572-576.

放射治疗

5 化学治疗（AJCC 分期）

5.1 术前化疗

病理类型		I 级推荐	II 级推荐	III 级推荐
非多形性横纹肌肉瘤（包括胚胎型横纹肌肉瘤、腺泡型横纹肌肉瘤、梭形细胞/硬化性横纹肌肉瘤）*	可切除**	直接手术（1A 类）	术前化疗（1A 类）化疗方案： • VAC（长春新碱 + 更生霉素 + 环磷酰胺）	
	不可切除**	术前化疗（1A 类）化疗方案： • 低危：VAC（长春新碱 + 更生霉素 + 环磷酰胺）或 VA（长春新碱 + 更生霉素）		

术前化疗（续表）

病理类型		I级推荐	II级推荐	III级推荐
非多形性横纹肌肉瘤（包括胚胎型横纹肌肉瘤、腺泡型横纹肌肉瘤、梭形细胞/硬化性横纹肌肉瘤）*	不可切除**	• 中危：VAC（长春新碱+更生霉素+环磷酰胺）或 VAC（长春新碱+更生霉素+环磷酰胺）/VI（长春新碱+伊立替康）交替或 VDC（长春新碱+多柔比星+环磷酰胺）/IE（异环磷酰胺+依托泊苷）交替 • 高危：VAC（长春新碱+更生霉素+环磷酰胺）/VI（长春新碱+伊立替康）/VDC（长春新碱+多柔比星+环磷酰胺）/IE（异环磷酰胺+依托泊苷）交替 • 中枢侵犯：VAI（长春新碱+更生霉素+异环磷酰胺）/VACa（长春新碱+更生霉素+卡铂）/VDE（长春新碱+多柔比星+依托泊苷）/VDI（长春新碱+多柔比星+异环磷酰胺）交替		

术前化疗（续表）

病理类型		I 级推荐	II 级推荐	III 级推荐
多形性横纹肌肉瘤		参照非特指型软组织肉瘤		
未分化小圆细胞肉瘤（包括尤文肉瘤、伴有 EWSR1-non-ETS 融合的圆细胞肉瘤、CIC 重排肉瘤、伴有 BCOR 遗传学改变的肉瘤）		术前化疗（1A 类） 化疗方案： • VDC（长春新碱 + 多柔比星 + 环磷酰胺）/IE（异环磷酰胺 + 依托泊苷）交替 • VDC（长春新碱 + 多柔比星 + 环磷酰胺） • VAI（长春新碱 + 更生霉素 + 异环磷酰胺） • VIDE（长春新碱 + 异环磷酰胺 + 多柔比星 + 依托泊苷） • VAIA（长春新碱 + 更生霉素 + 异环磷酰胺 + 多柔比星） • EVAIA（依托泊苷 + 长春新碱 + 更生霉素 + 异环磷酰胺 + 多柔比星） • VACA（长春新碱 + 更生霉素 + 环磷酰胺 + 多柔比星）	可切除者，可考虑直接手术（2B 类）	

术前化疗（续表）

病理类型		I 级推荐	II 级推荐	III 级推荐
非特指型软组织肉瘤	可切除	直接手术（1A 类）	鼓励参加新辅助治疗临床研究	
	不可切除	术前放疗（1A 类）	术前化疗（2A 类） 化疗方案： • A（多柔比星） • AI（多柔比星 + 异环磷酰胺） • MAID（美司钠 + 多柔比星 + 异环磷酰胺 + 达卡巴嗪） EI（表柔比星 + 异环磷酰胺）	

注：*关于非多形性横纹肌肉瘤定义见注释 3。**关于可切除和不可切除的概念见外科治疗（MSTS/Enneking 外科分期）注释 11。

【注释】

1 术前化疗，又称新辅助化疗，主要用于肿瘤巨大、累及重要脏器、与周围重要血管神经关系密切、预计手术切除无法达到安全外科边界或切除后会造成重大机体功能残障甚至危及生命的高级别软组织肉瘤患者。术前化疗具有以下优点：①可以使肿瘤与神经、血管、肌肉的边界清晰，降低截肢风险，提高保肢率和肢体功能；②腹膜后肉瘤的术前化疗可以减少对正常器官的切除；③提高手术切缘阴性率，降低局部复发风险；④与术前放疗联合使用时具有增敏的效果；⑤具有杀灭微小转移灶的效果；⑥很多患者因为术后并发症不能按时行辅助化疗，术前化疗可以减少这种情况对生存的影响；⑦依据术前化疗的病理缓解率可以制订后续化疗方案。

2 化疗敏感性是软组织肉瘤是否选择化疗的重要依据。常见软组织肉瘤的化疗敏感性大致分为：①高度敏感：未分化小圆细胞肉瘤，胚胎型/腺泡型横纹肌肉瘤；②中高度敏感：滑膜肉瘤，黏液性/圆细胞脂肪肉瘤；子宫平滑肌肉瘤；③中度敏感：多形性脂肪肉瘤，黏液纤维肉瘤，上皮样肉瘤，多形性横纹肌肉瘤，平滑肌肉瘤，恶性外周神经鞘膜瘤，血管肉瘤，促结缔组织增生性小圆细胞肿瘤，头皮和面部的血管肉瘤；④不敏感：去分化脂肪肉瘤，透明细胞肉瘤；⑤极不敏感：腺泡状软组织肉瘤，骨外黏液性软骨肉瘤。

3 横纹肌肉瘤可分为胚胎型横纹肌肉瘤、腺泡型横纹肌肉瘤、多形性横纹肌肉瘤，以及梭形细胞/硬化性横纹肌肉瘤四类，其中多形性横纹肌肉瘤的化疗方案参考非特指型软组织肉瘤。非多形性横纹肌肉瘤包括胚胎型横纹肌肉瘤、腺泡型横纹肌肉瘤、梭形细胞/硬化性横纹肌肉瘤。目前关于成人横纹肌肉瘤的研究报道较少，一般认为成人横纹肌肉瘤的预后比儿童要差，但是意大利米兰国家癌症研究所通过对 171 例成人横纹肌肉瘤的随访发现，如果成人横纹肌肉瘤患者按照儿童横纹肌肉瘤方案化疗，能取得与儿童相似的疗效。因此本指南推荐成人非多形性横纹肌肉瘤的化疗证据主要来源于儿童横纹肌肉瘤的研究[1]。

胚胎型横纹肌肉瘤和腺泡型横纹肌肉瘤对化疗非常敏感，对于肿块巨大或累及重要脏器和结构、无法完整切除的患者，可在行活检术明确诊断后予以术前化疗。其化疗方案需要根据病理类型、是否存在 FOXO1 融合基因、年龄、TNM 分期和 IRS 分组、是否中枢受累等因素进行危险度分级来选择[2-5]（附录 5~7）。完成 12 周左右化疗后，经外科会诊若能达到完整切除者可以选择手术治疗。其中胚胎型横纹肌肉瘤是预后良好的病理类型，腺泡型横纹肌肉瘤中 70%~80% 存在 13 号染色体的 FOXO1 基因与 2 号染色体的 PAX7 或 1 号染色体的 PAX3 基因转位，形成融合基因 PAX3-FKHR 或 PAX7-FKHR，其 OS 和 EFS 差，远处转移率高，而 FOXO1 融合基因阴性患者的预后和胚胎型横纹肌肉瘤类似[6]。因此推荐有条件的单位对腺泡型横纹肌肉瘤常规进行 FOXO1 融合基因检测，以根据危险度确定化疗方案。

梭形细胞 / 硬化性横纹肌肉瘤是非多形性横纹肌肉瘤中的罕见类型，约占 5%~10%，2013 版 WHO 软组织肉瘤分类将其列为一类单独的亚型。针对这类亚型化疗的临床研究较少，且均为回顾性研究，目前并无标准化疗方案推荐。日本国立癌症中心医院 1997 年到 2014 年收治了 16 例梭形细胞 / 硬化性横纹肌肉瘤的患者，选用 VAC 方案化疗，56% 的患者达到客观缓解，但一半以上患者后期出现复发或病情进展，因此推荐 VAC 作为初始化疗方案，但需明确化疗敏感性及预后比胚胎型横纹肌肉瘤和腺泡型横纹肌肉瘤要差[7]。

4　未分化小圆细胞肉瘤包括尤文肉瘤、伴有 EWSR1-non-ETS 融合的圆细胞肉瘤、CIC 重排肉瘤、伴有 BCOR 遗传学改变的肉瘤。尤文肉瘤对化疗高度敏感，关于尤文肉瘤的众多研究都非常强调化疗的重要性。INT-0091 研究中对于无转移的尤文肉瘤患者，无论分期随机分为 VDC（长春新碱 + 多柔比星 + 环磷酰胺）/IE（异环磷酰胺 + 依托泊苷）交替方案和 VDC 方案分别术前化疗 4 周期，再进行局部治疗（分为手术、放疗和手术联合放疗），术后进行 13 次化疗。结果显示两者 5 年 EFS 分别为 69% 和 54%（$P=0.005$），5 年 OS 分别为 72% 和 61%（$P=0.01$）。该研究中存在转移的患者采用 VDC/IE 与 VDC 方案化疗，EFS 没有明显差异[8]。EICESS-92 研究也表明，高危（肿瘤体积 >100ml）伴转移的患者采用更大强度的 EVAIA（依托泊苷 + 长春新碱 + 更生霉素 + 异环磷酰胺 + 多柔比星）方案并不优于 VAIA（长春新碱 + 更生霉素 + 异环磷酰胺 + 多柔比星）方案，不伴转移的患者术前采用 EVAIA 方案化疗的疗效优于 VAIA 方案；非高危患者（肿瘤体积 <100ml）则推荐术前采用 VAIA 化疗 4 周期[14]。此外，尤文肉瘤还可以使用 VAI（长春新碱 + 更生霉素 + 异环磷酰胺）、VIDE（长春新碱 + 异环磷酰胺 + 多柔比星 + 依托泊苷）、VACA（长春新碱 + 更生霉素 + 环磷酰胺 + 多柔比星）等方案化疗[9, 10]。将 VDC/IE 交替方案由三周一次改为两周一次的密集方案，可以将 5 年 EFS 由 65% 提高到 73%（$P=0.048$），且毒副反应没有明显增加[11]。

　　尤文肉瘤在局部治疗之前推荐至少 9 周的多药联合方案，但对于化疗有效的转移性患者，可以延长局部治疗前的化疗时间。

伴有 EWSR1-non-ETS 融合的圆细胞肉瘤、CIC 重排肉瘤、伴有 BCOR 遗传学改变的肉瘤均属于未分化小圆细胞肉瘤中的罕见类型，目前缺乏针对这些类型的临床研究，化疗方案可参考尤文肉瘤。现有研究表明伴有 EWSR1-non-ETS 融合的圆细胞肉瘤和 CIC 重排肉瘤对化疗的敏感性和预后比尤文肉瘤差，但关于伴有 BCOR 遗传学改变肉瘤生物学特性的研究较少，有报道显示 BCOR 型患者的 5 年总生存率好于 CIC 重排型（100% vs 28.2%），对化疗的反应也比 CIC 重排型更好[12, 13]。

5 非特指型软组织肉瘤是除外以下三种类型以外肉瘤的统称：①化疗高度敏感的肉瘤：如尤文肉瘤、非多形性横纹肌肉瘤等；②化疗极不敏感的肉瘤：如腺泡状软组织肉瘤，骨外黏液性软骨肉瘤等；③需要特殊处理的肉瘤：如胃肠道间质瘤、侵袭性纤维瘤病等。非特指型软组织肉瘤中对化疗相对敏感、肿瘤体积较大、累及重要脏器、与周围重要血管神经关系密切、预计手术切除无法达到安全外科边界或切除后会造成重大机体功能残障甚至危及生命的高级别软组织肉瘤患者可以进行术前化疗，而一期手术可以达到安全外科边界下完整切除的患者不推荐术前化疗。

6 非特指型软组织肉瘤的术前化疗方案可以选择 A（多柔比星）、AI（多柔比星 + 异环磷酰胺）、MAID（美司钠 + 多柔比星 + 异环磷酰胺 + 达卡巴嗪）等。为争取降期，联合化疗的方案在术前化疗中值得推荐[14-16]，但术前化疗方案需要根据患者的一般情况，对治疗的耐受性和意愿综合制订。

7 软组织肉瘤的化疗疗效与剂量强度密切相关。推荐剂量为：多柔比星单药 $75mg/m^2$，联合化

疗时为 $60mg/m^2$，每 3 周为 1 个周期，不建议增加多柔比星剂量或联合异环磷酰胺以外的其他药物[17, 18]；异环磷酰胺单药剂量 8~12g/m²，联合化疗时可考虑为 $7.5g/m^2$，每 3 周为 1 个周期[19, 20]。

8 ISG-STS 1001 研究探索了根据软组织肉瘤亚型选择不同的术前化疗方案，分别为黏液 / 圆脂肪肉瘤（MRCLS）选择曲贝替定，滑膜肉瘤（SS）选择大剂量异环磷酰胺，平滑肌肉瘤（LMS）选择吉西他滨联合达卡巴嗪，未分化多形性肉瘤（UPS）选择吉西他滨联合多西紫杉醇，恶性神经鞘膜瘤（MPNST）选择异环磷酰胺 + 依托泊苷，与经典 EI（表柔比星联合异环磷酰胺）方案对比，发现两者的 5 年 OS 率分别为 66% 和 76%（*P*=0.018），提示术前化疗采用 EI 方案可带来生存获益[21]。

9 所有患者在开始化疗前均建议进行生育功能相关的知情同意（附录 4）。

5.2 术后化疗

肿瘤类型及风险分级		I 级推荐	II 级推荐	III 级推荐
非多形性横纹肌肉瘤	低危*	术后化疗（1A 类） 化疗方案：VA		
	中危*	术后化疗（1A 类） 化疗方案： • VAC • VAC/VI 交替 • VDC/IE 交替		
	高危*	术后化疗（1A 类） 化疗方案：VAC/VI/VDC/IE 交替		
	中枢侵犯*	VAI/VACa/VDE/VDI 交替		

肿瘤类型及风险分级		I 级推荐	II 级推荐	III 级推荐
未分化小圆细胞肉瘤（包括尤文肉瘤、伴有 EWSR1-non-ETS 融合的圆细胞肉瘤、CIC 重排肉瘤、伴有 BCOR 遗传学改变的肉瘤）		术后化疗（1A 类） 化疗方案： • VDC/IE 交替（无转移） • VDC（伴转移） • VAI • VIDE • EVAIA（无转移） • VAIA（伴转移）		
非特指型软组织肉瘤	I~II 期	观察（2A 类）	伴高危因素时可行术后化疗（2B 类） 化疗方案： • AI • EI • A	

术后化疗（续表）

肿瘤类型及风险分级		I级推荐	II级推荐	III级推荐
非特指型软组织肉瘤	III期	术后化疗（2A类） 化疗方案： • AI • EI • A	观察（2B类）	

注：*关于低危、中危、高危和中枢侵犯的概念见附录 7。表中化疗方案同术前化疗表中相应类型的肿瘤化疗方案。

【注释】

1 术后化疗旨在消灭亚临床病灶，减少远处转移和复发的风险，提高患者的生存率。

2 术后化疗可改善非多形性横纹肌肉瘤的 DFS 和 OS，推荐按危险度级别选择化疗方案。

3 未分化小圆细胞肿瘤术后推荐辅助化疗，术前选择 VDC/IE 交替方案者术后维持原方案不变，与术前化疗一起共计 49 周，当多柔比星剂量达到 375mg/m² 后改为放线菌素 D[8]。若术前选择 VAIA 或 EVAIA 方案，术后亦不更改化疗方案，推荐术前术后共计完成 14 次化疗[9]。

4 非特指型软组织肉瘤的辅助化疗一直存在争议，主要是因为 EORTC 62931 研究表明术后 AI

（多柔比星＋异环磷酰胺）方案辅助化疗未改善 OS、RFS、5 年局部复发率和 5 年远处转移率[22]。但该研究存在设计上的缺陷，比如入组了Ⅱ～Ⅲ期肉瘤患者，肿瘤大小及部位不受限制，异环磷酰胺使用剂量偏低（仅使用 5g/m²，低于常用的 8~10g/m²）等。对美国国家癌症数据库进行大数据分析，筛选出 1998 年至 2012 年间Ⅲ期的软组织肉瘤患者 16 370 人，其中 5 377 人可以纳入生存分析，化疗组的中位 OS 为 82.7 个月，而观察组的中位 OS 为 51.3 个月（$P<0.01$）[23]。法国肉瘤组的随访数据也显示 FNCLCC 分级为 3 级的患者可从辅助化疗中获益，5 年 MFS 由 49% 提高到 58%，5 年 OS 由 45% 提高到 58%[24]。因此，对于Ⅲ期化疗敏感患者推荐术后化疗，Ⅱ期患者具备以下高危因素时也可考虑术后化疗：肿瘤位置深，肿瘤累及周围血管，包膜不完整或突破间室，FNCLCC 分级为 G3，局部复发二次切除术等。

5 1997 年发表的一项 meta 分析显示以多柔比星为基础的辅助化疗可以明显延长局部复发及远处转移的时间，改善总无复发生存时间，但仅有延长 OS 的趋势[25]。2008 年的一项 meta 分析在此基础上更新了部分临床研究，结果显示辅助化疗对比术后观察的局部复发风险比为 0.73（$P=0.02$），远处转移及总复发风险比均为 0.67（$P=0.000\ 1$）[26]，而且在死亡风险比方面，单药 A（多柔比星）为 0.84（$P=0.09$），AI（多柔比星＋异环磷酰胺）为 0.56（$P=0.01$），提示联合化疗在 OS 方面更具有优势。2001 年意大利肉瘤研究组发表了一项 EI 方案用于辅助治疗的研究，纳入了 104 例 3~4 级软组织肉瘤患者（直径≥5cm 或复发），随机分为试验组和观察组，试验组接受 5 个周期 EI 方案的辅助化疗，结果显示辅助化疗显著改善 DFS 和 OS，两组 mDFS 分别为 48 月和 16 月（$P=0.03$），mOS 分别为 75 月和 46 月（$P=0.04$）[27]。

6 术后化疗建议伤口愈合后尽早开始，共完成 4~6 周期[28]。但是否选择联合治疗，以及治疗疗程，还需要根据患者的具体情况及其意愿，综合制订治疗方案。

5.3 转移或复发的不可切除肿瘤化疗

肿瘤类型	线数	Ⅰ级推荐	Ⅱ级推荐	Ⅲ级推荐
非多形性横纹肌肉瘤	一线	姑息性化疗（1A 类） 化疗方案：VAC/VI/VCD/IE 交替 VAI/VACa/VDE/VDI 交替 （中枢侵犯）		
	二线	姑息性化疗（2A 类） 化疗方案： • 环磷酰胺 + 托泊替康 • 长春瑞滨 • 环磷酰胺 + 长春瑞滨 • 吉西他滨 + 多西紫杉醇 • 多柔比星 + 异环磷酰胺 • 卡铂 + 依托泊苷	• 临床试验 （2A 类） • 最佳支持治疗 （2B 类）	

转移或复发的不可切除肿瘤化疗（续表）

肿瘤类型	线数	Ⅰ级推荐	Ⅱ级推荐	Ⅲ级推荐
未分化小圆细胞肉瘤（包括尤文肉瘤、伴有 EWSR1-non-ETS 融合的圆细胞肉瘤、CIC 重排肉瘤、伴有 BCOR 遗传学改变的肉瘤）	一线	姑息性化疗（1A 类） 化疗方案： • VCD • VCD/IE 交替 • VAIA		
	二线	姑息性化疗（2A 类） 化疗方案： • 异环磷酰胺 + 卡铂 + 依托泊苷 • 环磷酰胺 + 托泊替康 • 伊立替康 + 替莫唑胺 • 吉西他滨 + 多西紫杉醇	• 临床试验（2A 类） • 最佳支持治疗（2B 类）	

转移或复发的不可切除肿瘤化疗（续表）

肿瘤类型	线数	Ⅰ级推荐	Ⅱ级推荐	Ⅲ级推荐
非特指型软组织肉瘤	一线	姑息性化疗（2A 类） 化疗方案： • A • AI	• 临床试验 （2A 类） • 最佳支持治疗 （2B 类）	
	二线	姑息性化疗（2A 类） 化疗方案依据具体类型选择	• 临床试验 （2A 类） • 最佳支持治疗 （2B 类）	

注：表中化疗方案同术前化疗表中相应类型的肿瘤化疗方案。
所有患者开始化疗前均建议进行生育功能的知情同意（附录 4）。

【注释】

1 姑息性化疗是指对于转移或复发不能完整切除肿瘤患者采取的化疗，其目的是为了使肿瘤缩小、稳定，以减轻症状，延长生存期，提高生活质量。但考虑到软组织肉瘤的多样性和化疗较重的毒副反应，姑息化疗方案的制订需要因人而异。

2 转移的非多形性横纹肌肉瘤患者，化疗方案应按照高危组选择 VAC/VI/VDC/IE 交替，有部分化疗效果好但仍存在病灶残留者也可积极选择手术或放疗等局部治疗。二线化疗可选方案包括：环磷酰胺 + 托泊替康，长春瑞滨，环磷酰胺 + 长春瑞滨，吉西他滨 + 多西紫杉醇，多柔比星 + 异环磷酰胺，卡铂 + 依托泊苷。

3 INT-0091，以及 EICESS-92 研究显示转移或不可切除的尤文肉瘤采用多药联合化疗在客观缓解率方面更具优势，但不能改善 OS[8, 9]。但考虑到联合方案具有较高的客观缓解率，对疗效较好且潜在可切除的患者仍建议多药联合方案化疗。

4 多柔比星和异环磷酰胺是非特指型软组织肉瘤的基石用药。EORTC 62012 研究比较了单药 A（多柔比星）和 AI（多柔比星 + 异环磷酰胺）方案治疗晚期软组织肉瘤患者的疗效，显示 AI 组的 ORR 远高于单药 A 组（26% vs 14%，$P<0.000\,6$），中位 PFS 也高于单药 A 组（7.4 月 vs 4.6 月，$P=0.003$），但两组的 OS 没有差异（14.3 月 vs 12.8 月，$P=0.076$）。进一步的分层分析显示除了未分化多形性肉瘤具有统计学意义上的 OS 获益外，其他肿瘤均没有明确的 OS 获益，其中原因可能与联合治疗的不良反应发生率较高有关[20]。一项Ⅲ期随机对照临床研究，将 AI 方案中的多柔比星剂量由 $50mg/m^2$ 提高到 $75mg/m^2$，中位的 PFS 虽然由 19 周提高到了 29 周（$P=0.03$），但中位 OS 由 56 周降到了 55 周（$P=0.98$）[29]。因此姑息性化疗的一线方案可以个体化选择 A 或者 AI 方案，而且不推荐提高化疗药物剂量。

5 表柔比星和多柔比星脂质体的不良反应尤其是心脏毒性和血液血毒性均小于多柔比星，但疗效并未见提高[30]，对于多柔比星接近最大累积剂量，或年龄较大、存在基础心脏疾病的患者，可以考虑使用表柔比星和多柔比星脂质体代替多柔比星，但缺乏大规模临床证据。

6 目前非特指型软组织肉瘤的二线治疗没有公认的化疗方案，可以参照病理类型进行选择：如平滑肌肉瘤可以选择吉西他滨联合达卡巴嗪，吉西他滨联合多西紫杉醇，或者曲贝替定；脂肪肉瘤可以选择曲贝替定或者艾立布林；滑膜肉瘤可以选择大剂量异环磷酰胺；未分化多形性肉瘤可以选择吉西他滨联合多西紫杉醇；血管肉瘤可以选择紫杉醇等等[31, 32]。METASARC 观察性研究在 2 225 名转移性 STS 患者中探索了真实世界的结果，发现前线的联合化疗、病理亚型为平滑肌肉瘤、转移病灶接受局部治疗和 OS 正相关，但是除了平滑肌肉瘤外，其他病理类型接受二线之后系统治疗的获益非常有限[33]。

7 艾立布林被 FDA 批准用于脂肪肉瘤的二线化疗，与达卡巴嗪相比，中位 OS 由 8.4 个月提高到 15.6 个月[34]。

8 曲贝替定被 FDA 批准用于平滑肉瘤和脂肪肉瘤的二线化疗，与达卡巴嗪相比，中位 PFS 由 1.5 个月提高到 4.2 个月（$P<0.001$），而且分层分析显示对平滑肌肉瘤和脂肪肉瘤均有效，在脂肪肉瘤中以黏液样 / 圆细胞型脂肪肉瘤疗效更佳。但曲贝替定较达卡巴嗪并没有带来 OS 上的获益[35]。

参考文献

[1] FERRARI A, DILEO P, CASANOVA M, et al. Rhabdomyosarcoma in adults. A retrospective analysis of 171 patients treated at a single institution. Cancer, 2003, 98 (3): 571-580.

[2] LAWRENCE W Jr, GEHAN EA, HAYS DM, et al. Prognostic significance of staging factors of the UICC staging system in childhood rhabdomyosarcoma: a report from the Intergroup Rhabdomyosarcoma Study (IRS-II). J Clin Oncol, 1987, 5 (1): 46-54.

[3] MAURER HM, BELTANGADY M, GEHAN EA, et al. The Intergroup Rhabdomyosarcoma Study-I. A final report. Cancer, 1988, 61 (2): 209-220.

[4] DASGUPTA R, RODEBERG DA. Update on rhabdomyosarcoma. Semin Pediatr Surg, 2012, 21 (1): 68-78.

[5] MISSIAGLIA E, WILLIAMSON D, CHISHOLM J, et al. PAX3/FOXO1 fusion gene status is the key prognostic molecular marker in rhabdomyosarcoma and significantly improves current risk stratification. J Clin Oncol, 2012, 30 (14): 1670-1677.

[6] WILLIAMSON D, MISSIAGLIA E, DE REYNIèS A, et al. Fusion gene-negative alveolar rhabdomyosarcoma is clinically and molecularly indistinguishable from embryonal rhabdomyosarcoma. J Clin Oncol, 2010, 28 (13): 2151-2158.

［7］ YASUI N, YOSHIDA A, KAWAMOTO H, et al. Clinicopathologic analysis of spindle cell/sclerosing rhabdomyosarcoma. Pediatr Blood Cancer, 2015, 62 (6): 1011-1016.

［8］ GRIER HE, KRAILO MD, TARBELL NJ, et al. Addition of ifosfamide and etoposide to standard chemotherapy for Ewing's sarcoma and primitive neuroectodermal tumor of bone. N Engl J Med, 2003, 348 (8): 694-701.

［9］ PAULUSSEN M, CRAFT AW, LEWIS I, et al. Results of the EICESS-92 Study: two randomized trials of Ewing's sarcoma treatment--cyclophosphamide compared with ifosfamide in standard-risk patients and assessment of benefit of etoposide added to standard treatment in high-risk patients. J Clin Oncol, 2008, 26 (27): 4385-4393.

［10］ LE DELEY MC, PAULUSSEN M, LEWIS I, et al. Cyclophosphamide compared with ifosfamide in consolidation treatment of standard-risk Ewing sarcoma: results of the randomized noninferiority Euro-EWING99-R1 trial. J Clin Oncol, 2014, 32 (23): 2440-2448.

［11］ WOMER RB, WEST DC, KRAILO MD, et al. Randomized controlled trial of interval-compressed chemotherapy for the treatment of localized Ewing sarcoma: a report from the Children's Oncology Group. J Clin Oncol, 2012, 30 (33): 4148-4154.

［12］ TSUDA Y, ZHANG L, MEYERS P, et al. The clinical heterogeneity of round cell sarcomas with EWSR1/FUS gene fusions: Impact of gene fusion type on clinical features and outcome. Genes Chromosomes Cancer, 2020, 59 (9): 525-534.

化学治疗（AJCC 分期）

[13] ENDO M, SUGAWARA M, YOSHIDA A, et al. CIC-rearranged sarcoma and BCOR-CCNB3 sarcoma: Clinical characteristics and treatment results of the newly-established "Ewing sarcoma-like" small round cell sarcomas. Ann Oncol, 2016, 27 (suppl_9).

[14] MAUREL J, LOPEZ-POUSA A, PENAS R D L, et al. Standard-dose doxorubicin versus sequential dose-dense doxorubicin and ifosfamide in patients with untreated advanced soft tissue sarcoma (ASTS): A GEIS Study. J Clin Oncol, 2008, 26 (15): 431-436.

[15] GRONCHI A, FERRARI S, QUAGLIUOLO V, et al. Histotype-tailored neoadjuvant chemotherapy versus standard chemotherapy in patients with high-risk soft-tissue sarcomas (ISG-STS 1001): an international, open-label, randomised, controlled, phase 3, multicentre trial. Lancet Oncol, 2017, 18 (6): 812-822.

[16] DELANEY TF, SPIRO IJ, SUIT HD, et al. Neoadjuvant chemotherapy and radiotherapy for large extremity soft-tissue sarcomas. Int J Radiat Oncol Biol Phys, 2003, 56 (4): 1117-1127.

[17] LORIGAN P, VERWEIJ J, PAPAI Z, et al. Phase III trial of two investigational schedules of ifosfamide compared with standard-dose doxorubicin in advanced or metastatic soft tissue sarcoma: a European Organisation for Research and Treatment of Cancer Soft Tissue and Bone Sarcoma Group Study. J Clin Oncol, 2007, 25 (21): 3144-3150.

[18] MAUREL J, LóPEZ-POUSA A, DE LAS PEñAS R, et al. Efficacy of sequential high-dose doxorubicin and ifosfamide compared with standard-dose doxorubicin in patients with advanced soft tissue

sarcoma: an open-label randomized phase II study of the Spanish group for research on sarcomas. J Clin Oncol, 2009, 27 (11): 1893-1898.

[19] WORDEN FP, TAYLOR JM, BIERMANN JS, et al. Randomized phase II evaluation of 6 g/m^2 of ifosfamide plus doxorubicin and granulocyte colony-stimulating factor (G-CSF) compared with 12 g/m^2 of ifosfamide plus doxorubicin and G-CSF in the treatment of poor-prognosis soft tissue sarcoma. J Clin Oncol, 2005, 23 (1): 105-112.

[20] JUDSON I, VERWEIJ J, GELDERBLOM H, et al. Doxorubicin alone versus intensified doxorubicin plus ifosfamide for first-line treatment of advanced or metastatic soft-tissue sarcoma: a randomised controlled phase 3 trial. Lancet Oncol, 2014, 15 (4): 415-423.

[21] GRONCHI A, PALMERINI E, QUAGLIUOLO V, et al. Neoadjuvant Chemotherapy in High-Risk Soft Tissue Sarcomas: Final Results of a Randomized Trial From Italian (ISG), Spanish (GEIS), French (FSG), and Polish (PSG) Sarcoma Groups. J Clin Oncol, 2020, 38 (19): 2178-2186.

[22] WOLL PJ, REICHARDT P, LE CESNE A, et al. Adjuvant chemotherapy with doxorubicin, ifosfamide, and lenograstim for resected soft-tissue sarcoma (EORTC 62931): a multicentre randomised controlled trial. Lancet Oncol, 2012, 13 (10): 1045-1054.

[23] MOVVA S, VON MEHREN M, ROSS EA, et al. Patterns of Chemotherapy Administration in High-Risk Soft Tissue Sarcoma and Impact on Overall Survival. J Natl Compr Canc Netw, 2015, 13 (11): 1366-1374.

[24] ITALIANO A, DELVA F, MATHOULIN-PELISSIER S, et al. Effect of adjuvant chemotherapy on

survival in FNCLCC grade 3 soft tissue sarcomas: a multivariate analysis of the French Sarcoma Group Database. Ann Oncol, 2010, 21 (12): 2436-2441.

[25] Adjuvant chemotherapy for localised resectable soft-tissue sarcoma of adults: meta-analysis of individual data. Sarcoma Meta-analysis Collaboration. Lancet, 1997, 350 (9092): 1647-1654.

[26] PERVAIZ N, COLTERJOHN N, FARROKHYAR F, et al. A systematic meta-analysis of randomized controlled trials of adjuvant chemotherapy for localized resectable soft-tissue sarcoma. Cancer, 2008, 113 (3): 573-581.

[27] FRUSTACI S, GHERLINZONI F, DE PAOLI A, et al. Adjuvant chemotherapy for adult soft tissue sarcomas of the extremities and girdles: results of the Italian randomized cooperative trial. J Clin Oncol, 2001, 19 (5): 1238-1247.

[28] GHERLINZONI F, BACCI G, PICCI P, et al. A randomized trial for the treatment of high-grade soft-tissue sarcomas of the extremities: preliminary observations. J Clin Oncol, 1986, 4 (4): 552-558.

[29] LE CESNE A, JUDSON I, CROWTHER D, et al. Randomized phase III study comparing conventional-dose doxorubicin plus ifosfamide versus high-dose doxorubicin plus ifosfamide plus recombinant human granulocyte-macrophage colony-stimulating factor in advanced soft tissue sarcomas: A trial of the European Organization for Research and Treatment of Cancer/Soft Tissue and Bone Sarcoma Group. J Clin Oncol, 2000, 18 (14): 2676-2684.

[30] JUDSON I, RADFORD JA, HARRIS M, et al. Randomised phase II trial of pegylated liposomal

doxorubicin (DOXIL/CAELYX) versus doxorubicin in the treatment of advanced or metastatic soft tissue sarcoma: a study by the EORTC Soft Tissue and Bone Sarcoma Group. Eur J Cancer, 2001, 37 (7): 870-877.

[31] EBELING P, EISELE L, SCHUETT P, et al. Docetaxel and gemcitabine in the treatment of soft tissue sarcoma-a single-center experience. Onkologie, 2008, 31 (1-2): 11-16.

[32] GARCíA-DEL-MURO X, LóPEZ-POUSA A, MAUREL J, et al. Randomized phase II study comparing gemcitabine plus dacarbazine versus dacarbazine alone in patients with previously treated soft tissue sarcoma: a Spanish Group for Research on Sarcomas study. J Clin Oncol, 2011, 29 (18): 2528-2533.

[33] SAVINA M, LE CESNE A, BLAY JY, et al. Patterns of care and outcomes of patients with METAstatic soft tissue SARComa in a real-life setting: the METASARC observational study. BMC Med, 2017, 15 (1): 78.

[34] Schöffski P, Chawla S, Maki RG, et al. Eribulin versus dacarbazine in previously treated patients with advanced liposarcoma or leiomyosarcoma: a randomised, open-label, multicentre, phase 3 trial. Lancet, 2016, 387 (10028): 1629-1637.

[35] DEMETRI GD, VON MEHREN M, JONES RL, et al. Efficacy and Safety of Trabectedin or Dacarbazine for Metastatic Liposarcoma or Leiomyosarcoma After Failure of Conventional Chemotherapy: Results of a Phase III Randomized Multicenter Clinical Trial. J Clin Oncol, 2016, 34 (8): 786-793.

6 靶向/免疫治疗

6.1　晚期或不可切除软组织肉瘤的二线靶向治疗

靶向药物	Ⅰ级推荐	Ⅱ级推荐	Ⅲ级推荐
培唑帕尼（Pazopanib）		软组织肉瘤 （脂肪肉瘤除外） （1A 类）	
安罗替尼（Anlotinib）	软组织肉瘤 （1A 类）		
瑞戈非尼（Regorafenib）			软组织肉瘤（脂肪肉瘤除外） （2B 类）

【注释】

　　抗肿瘤靶向药物作为新的治疗手段，已成功应用于多种类型肿瘤的治疗。靶向药物相对于化疗，具有副作用小和耐受性好的特点。近年来一些靶向治疗药物对特定组织学类型的晚期软组织肉瘤（STS）显示出了较有前景，已有多种靶向药物应用于晚期或不可切除 STS 的治疗。本章节所列靶向药物均用于晚期或不可切除软组织肉瘤的药物治疗，不用于术后辅助治疗。

1　培唑帕尼、安罗替尼和瑞戈非尼可以作为不可切除或晚期软组织肉瘤的二线治疗策略选择，但培唑帕尼和瑞戈非尼不推荐用于脂肪肉瘤[1, 2]。

2　培唑帕尼是一种特异性靶向血管生成和肿瘤细胞增殖相关受体的小分子酪氨酸激酶抑制剂。2012年4月26日美国FDA批准培唑帕尼用于化疗失败的除脂肪肉瘤以外转移性软组织肉瘤的二线治疗。一项随机对照研究Ⅲ期PALETTE（EORTC 62072）入组了369例经标准化疗失败且未曾接受血管生成抑制剂治疗的转移性软组织肉瘤患者，与安慰剂相比，培唑帕尼能显著延长患者的无进展生存期（mPFS：4.6个月 vs 1.6个月，HR=0.35，P<0.000 1），两者的总生存无显著差异（12.5个月 vs 11个月，P=0.25）[3]。

　　一项培唑帕尼在中国STS人群中的临床研究证据，该研究收集了40例培唑帕尼治疗的不同亚型STS成人患者，结果表明总反应率（ORR=CR+PR）为37.5%（15/40），疾病稳定率（SD）为42.5%（17/40），疾病控制率（DCR=CR+PR+SD）为80.0%（32/40），中位无进展生存期（mPFS）为5.3个月[4]。

　　培唑帕尼在肉瘤患者中的常见毒副反应类型最常见不良事件为疲乏、腹泻、恶心、皮肤毛发色素脱失、体重减轻和高血压。培唑帕尼临床应用中应注意监测患者的肝功能，一旦出现肝功能升高应及时处理。对基线存在中度肝损伤患者，可减量至200mg/d；严重肝损伤患者不建议使用。

3　盐酸安罗替尼是一种多靶点酪氨酸酶抑制剂，具有抑制血管新生及直接抑制肿瘤生长的双重靶向作用。在盐酸安罗替尼二线治疗晚期软组织肉瘤的Ⅱ期研究中显示，安罗替尼有效率为12.6%，12周无疾病进展生存率达68.4%，中位无进展生存时间为5.63个月，中位总生存时间为12.33个月[5]。与安慰剂对比随机对照的ⅡB期研究中（ALTER0203），安罗替尼可以延长患者无进展生存时间，降低疾病进展风险（6.27个月 vs 1.47个月，HR=0.33）。按病理亚型进行亚组分析发现，安罗替尼能显著延长滑膜肉瘤（5.73个月 vs 1.43个月）、平滑肌肉瘤（5.83个月 vs 1.43个月）及腺泡状软组织肉瘤（18.23个月 vs 3个月）等多种亚型的PFS[6]。盐酸安罗替尼除了常规监测血压外，和其他抗血管生成药物不同的是，还需要注意定期监测甲状腺功能。

4 瑞戈非尼在一项和安慰剂对照的随机Ⅱ期（REGOSARC）临床试验中显示可以提高多柔比星治疗失败的非脂肪肉瘤的无进展生存（PFS）（4.0个月 vs 1.0个月，*P*<0.000 1），总生存（OS）分别为13.4个月和9个月。其中，对滑膜肉瘤和平滑肌肉瘤效果较好，对脂肪肉瘤无效[7]。

5 一项Larotrectinib针对NTRK融合的标准治疗失败的不能手术或转移性实体瘤患者的Ⅰ/Ⅱ期临床试验，该研究纳入4个月至76岁的55例患者，21例为软组织肉瘤，其中7个为婴儿型纤维肉瘤。对有NTRK融合软组织肉瘤患者的客观缓解率ORR为95%，而且缓解持续时间较长，总体研究（55例患者）1年后71%的患者持续缓解，到临床试验研究截止时间，中位的缓解时间和无进展时间尚未达到。Larotrectinib副反应较轻微，大部分是1级，5%的患者有3~4级副反应，没有患者因副反应而中断治疗。Larotrectinib对具有NTRK融合的软组织肉瘤具有显著而持久的疗效[8]。2018年11月FDA加速批准了Larotrectinib的上市，用于治疗NTRK融合基因的实体瘤。

6.2　特殊病理亚型晚期或不可切除软组织肉瘤的靶向治疗

病理亚型	I 级推荐	II 级推荐	III 级推荐
血管肉瘤			贝伐珠单抗 + 化疗（二线治疗）（3 类） 索拉非尼（二线治疗）（3 类）
腹膜后高分化 / 去分化脂肪肉瘤			哌柏西利（一线治疗）（3 类）
腺泡状软组织肉瘤	安罗替尼 （一线治疗） （2A 类）		培唑帕尼（一线治疗）（3 类） 舒尼替尼（一线治疗）（3 类）
ALK 融合的炎性肌纤维母细胞瘤			克唑替尼（一线治疗）（3 类） 塞瑞替尼（一线治疗）（3 类）
恶性孤立性纤维瘤			索拉非尼（二线治疗）（3 类） 舒尼替尼（二线治疗）（3 类） 培唑帕尼（二线治疗）（3 类） 贝伐珠单抗 + 替莫唑胺（二线治疗）（3 类）

靶向／免疫治疗

特殊病理亚型晚期或不可切除软组织肉瘤的靶向治疗（续表）

病理亚型	Ⅰ级推荐	Ⅱ级推荐	Ⅲ级推荐
隆突性皮肤纤维肉瘤			伊马替尼（一线治疗）（3类）
恶性血管周上皮样细胞瘤			依维莫司（一线治疗）（3类） 西罗莫司（一线治疗）（3类） 替西罗莫司（一线治疗）（3类）
上皮样肉瘤			他泽司他（二线治疗）（3类）

【注释】

1 通常情况下，靶向治疗用于不可切除或晚期软组织肉瘤的二线治疗（附录8）。但在一些特殊病理亚型由于缺乏标准、有效的一线化疗方案，所以特定的靶向药物可以考虑用于特定类型不可切除或晚期软组织肉瘤的一线治疗：如 CDK4 抑制剂哌柏西利可以用于高分化/去分化脂肪肉瘤的一线治疗；安罗替尼、培唑帕尼和舒尼替尼可以用于腺泡状软组织肉瘤的一线治疗；克唑替尼和塞瑞替尼用于 ALK 融合的炎性肌纤维母细胞瘤一线治疗；依维莫司和西罗莫司用于恶性血管周上皮样细胞瘤的一线治疗；伊马替尼可以用于隆突性皮肤纤维肉瘤的一线治疗。

2 在基因检测方面，CDK4 抑制剂哌柏西利用于高分化/去分化脂肪肉瘤的治疗建议检测 CDK4

基因扩增；伊马替尼用于隆突性皮肤纤维肉瘤的治疗建议进行 COLIA1/PDGFB 融合基因的检测；克唑替尼和塞瑞替尼用于炎性肌纤维母细胞瘤的治疗，需要检测 ALK 融合基因，特别需要注意的是，与肺癌 EML4-ALK 的融合基因不同，炎性肌纤维母细胞瘤的 ALK 融合基因为 PM3-ALK [t（1；2）（q22；p23）]，TPM4-ALK [t（2；19）（p23；p13）]，CLTC-ALK [t（2；17）（p23；q23）]，RANBP2-ALK [t（2；2）（p23；q13）]，CARS-ALK [t（2；11）（p23；p15）]，ATIC-ALK [inv（2）（p23；q35）]，需要特殊的分子诊断检测。

3. 在血管肉瘤治疗方面，一项贝伐珠单抗（抗血管内皮生长因子（VEGF）人源化重组抗体）的单臂Ⅱ期试验研究，对 30 例局部晚期血管肉瘤和上皮样血管内皮瘤中的患者进行疗效评估和安全性评价。其中，4 例患者（包括 2 例血管肉瘤和 2 例上皮样血管内皮瘤；17%）达到 PR，15 名患者（包括 11 例血管肉瘤和 4 例上皮样血管内皮瘤；50%）保持 SD，平均无进展生存时间为 26 周，而且这些患者对贝伐珠单抗的耐受性良好[9]。

   2009 年对复发性或转移性肉瘤的患者进行了索拉非尼的多臂多中心Ⅱ期研究。该研究纳入 145 名患者，其中的 37 例血管肉瘤患者中，有 5 例出现客观缓解（14%，1 例 CR 及 4 例 PR），21/37（56.8%）达到 SD。中位 PFS 时间为 3.8 个月，中位总生存时间为 14.9 个月[10]。

4. 脂肪肉瘤有以下几个主要分型：高分化（WDLS）和去分化（DDLS）脂肪肉瘤，黏液样 / 圆细胞脂肪肉瘤和多形性脂肪肉瘤。黏液样 / 圆细胞脂肪肉瘤对化疗较为敏感，可以考虑含多柔比星为主的化疗。对于局部晚期或转移性的 WDLS 和 DDLS 患者仍然缺乏效果较好的治疗方法。选择性细胞周期蛋白依赖性激酶 4（CDK4）的基因在 90% 的 WDLS 和 DDLS 中存在扩增，提示这部分患者有可能从 CDK4 抑制剂中获益。

PD0332991（哌柏西利 palbociclib）是 CDK4/CDK6 抑制剂，在 2011 年的一项有关 PD0332991 的 I 期试验中，部分患有 WDLS 或 DDLS 的患者可达到长期稳定。一项开放性 II 期研究筛选了 48 名患者（48 名患者中有 44 名存在 CDK4 扩增；44 名患者中有 41 名患者为 RB 阳性）。在 12 周时，PFS 为 66%（90% CI：51%~100%），超过预估的主要终点，而中位 PFS 为 18 周，1 例患者出现部分缓解（PR）。3 至 4 级事件包括贫血（17%），血小板减少（30%），中性粒细胞减少（50%）和发热性中性粒细胞减少（3%）[11, 12]。

腺泡状软组织肉瘤（ASPS）是一种罕见的，对化疗不敏感的软组织肉瘤。一项安罗替尼和安慰剂随机对照、双盲、多中心 II b 期临床研究，在腺泡状软组织肉瘤亚组分析中，显示出安罗替尼对腺泡状软组织肉瘤效果较为显著，安罗替尼组和安慰剂组 PFS 时间分别为 18.23 个月和 3 个月，延长了 15 个月[6]。一项回顾性研究中，30 例接受培唑帕尼的患者，其中 13 例患者接受过其他抗血管生成药物，1 例取得完全缓解（CR，3.3%），7 例取得部分缓解（PR，23.3%），17 例稳定（SD，56.6%），中位 PFS 时间为 13.6 个月，提示培唑帕尼在腺泡状软组织肉瘤也取得了一定的效果[13]。

2010 年一项回顾性分析就舒尼替尼在 9 例 ASPS 中的疗效进行评价，其中 5 例患者出现 PR，3 例 SD，1 例 PD，中位 PFS 为 17 个月。另一项针对舒尼替尼影响 ASPS 通路的研究表明使用舒尼替尼 3 个月后，5 例患者中 2 例出现 PR，1 例为 SD。1 例患者在 12 个月后仍有效果，且舒尼替尼可能通过 PDGFR 和 RET 相关机制在 ASPS 中产生抗肿瘤活性[14, 15]。

6 炎性肌纤维母细胞瘤（IMT）特征在于具有炎性浸润的梭形细胞增殖。IMT 是低度恶性软组织肉瘤，手术切除是治疗 IMT 的主要手段，少数病例皮质甾体类和塞来昔布抗炎药物治疗有效。在炎性肌纤维母细胞瘤中有 ALK（anapalstic lymphoma kinase）易位。大约一半的 IMT 携带染色体 2p23 上的间变性淋巴瘤激酶（ALK）基因的重排，导致 ALK 表达异常。

ALK 抑制剂克唑替尼（crizotinib）可以治疗 ALK 易位的 IMT。一项克唑替尼单药用于晚期、不能手术的炎性肌纤维母细胞肿瘤的多中心、前瞻性 Ⅱ 期临床试验，50%（6/12）ALK 阳性和 14%（1/7）ALK 阴性的患者取得了客观缓解（ORR）。新一代 ALK 抑制剂塞瑞替尼（ceritinib）亦有治疗潜能，目前已有报道塞瑞替尼在 ALK 基因重排的非小细胞肺癌中的显著疗效，其效果甚至可能优于克唑替尼[16, 17]。

7 恶性孤立性纤维瘤（SFT）/ 血管外皮瘤是罕见的软组织肉瘤亚型，通常被认为是低度恶性肿瘤，但在 20% 的病例中仍可能表现出转移潜能。在转移性或不可切除的情况下，标准治疗如基于蒽环类的化疗方案效果较差。

索拉非尼对恶性孤立性纤维瘤（SFT）有一定效果。一项来自法国的 Ⅱ 期临床研究中，5 名进展期 SFT 患者中有 2 例患者使用索拉非尼实现了 9 个月的疾病控制[18]。

2012 年意大利一项针对 31 例进展期晚期 SFT 的回顾性研究中探讨了舒尼替尼的效果及安全性，2/31 达到 PR，16/31 达到 SD，中位无进展生存期为 6 个月。同样，2009 年多中心 Ⅱ 期研究中亦展示了舒尼替尼在孤立性纤维瘤等亚型中观察到疾病控制效果[19, 20]。

一项来自欧洲的多中心、单臂、Ⅱ 期试验评价了培唑帕尼在一组恶性或去分化孤立性纤维瘤患者中的作用及安全性。该研究纳入了2014年6月26日至2016年11月24日的36例患者（34例为恶性孤立性纤维瘤，2例患有去分化孤立性纤维瘤）。根据 Choi 标准，在可评价结果的35例患者中，有18例（51%）患者达到 PR，9例（26%）达到 SD[21]。

一项回顾性分析针对贝伐珠单抗联合替莫唑胺治疗14例经组织病理学证实的血管外皮细胞瘤和恶性孤立性纤维瘤患者。结果显示，其中有11例患者（79%）达到了 PR（Choi 标准），中位反应时间为2.5个月；两例患者（14%）最佳疗效为 SD；中位无进展生存时间为9.7个月，6个月无进展生存率为78.6%[22]，贝伐珠单抗联用替莫唑胺可作为治疗孤立性纤维瘤的选择之一。

8 大于90%的隆突性皮肤纤维肉瘤有17号染色体 COL1A1 和22号染色体的 PDGFB 基因融合，从而导致 PDGFRβ 通路的过度活化，提示隆突性皮肤纤维肉瘤患者有可能从相应靶点的靶向治疗中获益。2个来自于 EORTC 和 SWOG 的 II 期临床试验结果显示，伊马替尼治疗晚期或转移性隆突性皮肤纤维肉瘤患者，46%的患者出现部分缓解，中位进展时间为1.7年，1年 OS 率为87.5%[23]。目前，伊马替尼主要用于晚期隆突性皮肤纤维肉瘤的治疗，也可用于不可切除隆突性皮肤纤维肉瘤的新辅助治疗。

9 恶性血管周上皮样细胞瘤（PEComas）是被世界卫生组织认可为一种极为罕见的间充质肿瘤，最常见位于内脏（尤其是胃肠道和子宫）、腹膜后和腹壁盆腔部位。对于晚期疾病患者，mTOR 信号传导异常活化提供了靶向治疗的科学依据。

2009年美国一项病例报告分析了西罗莫司治疗的3例转移性恶性 PEComas 患者的情况。在所有患者中均观察到肿瘤对西罗莫司的反应，TSC1/TSC2 肿瘤抑制复合物的缺失及病理性激活的 mTORC1 的抑制是 PEComas 治疗的合理机制靶标[24]。

2012 年一项病例报告展示了一例 mTOR 抑制剂治疗的转移性腹膜后 PEComas，依维莫司获得了显著的临床反应[25]。2014 年欧洲一项回顾性研究报告了 10 例接受西罗莫司或替西罗莫司治疗患者的结果。研究纳入了 10 例患者，其中 9 例接受西罗莫司，1 例接受替西罗莫司。通过 RECIST 评估 7 例患者的反应：5/10 达到 PR（50%），1/10 达到 SD（10%）[26]。

10 INI1（SWI/SNF 复合物中重要的核心亚基）基因缺失与多种肿瘤发生发展密切相关，90% 的上皮样肉瘤是 INI1 表达缺失，INI1 缺失导致依赖于转录抑制子 EZH2（组蛋白甲基转移酶）的恶性转化和肿瘤发生。他泽司他（Tazemetostat）是一种选择性的口服 EZH2 抑制剂，为表观遗传学药物。在 62 例 >16 岁上皮样肉瘤患者中进行前瞻性 II 期临床研究，剂量每天 800mg，一日两次。研究结果中位 PFS 为 5.5 个月，中位 OS 为 19 个月，单药 ORR 可达 15%（9/62），DCR 可达 71%。>3 级的毒性是贫血（6%）和体重下降（3%）。2020 年 1 月，FDA 批准 Tazemetostat 上市，用于治疗不适合手术的转移性或局部晚期上皮样肉瘤[27]。

11 针对软组织肉瘤的大型 III 期临床研究较少，II 期、小样本或回顾性研究较多。本章节所列相关靶向治疗药物，因国内外相关临床研究显示出一定的治疗效果，可作为患者个体化治疗选择参考。

6.3 特殊病理亚型晚期或不可切除软组织肉瘤的免疫治疗

病理亚型	I级推荐	II级推荐	III级推荐
未分化多形性肉瘤			帕博利珠单抗（二线治疗）（3类）
腺泡状软组织肉瘤			帕博利珠单抗（二线治疗）（3类） 阿特珠单抗（一线/二线治疗）（3类） 帕博利珠单抗联合阿昔替尼（3类）

【注释】

1 基于免疫检查点抑制剂 PD-1/PD-L1 抗体的免疫治疗在多种肿瘤中表现出的有效性，其在软组织肉瘤治疗中的疗效也受到了特别的关注。

2 在一项多中心、单臂、开放标签的 II 期研究（SARC-028）中，探索了帕博利珠单抗（pembrolizumab）对于治疗晚期软组织肉瘤或骨肉瘤患者的有效性和安全性。研究纳入了 40 例软组织肉瘤、40 例骨组织肉瘤患者。在软组织肉瘤队列中分别包括了未分化多形性肉瘤（UPS）

10 例、去分化脂肪肉瘤（DDLPS）10 例、平滑肌肉瘤（LMS）10 例、滑膜肉瘤（SS）10 例。UPS 组中 4 例有效（ORR 40%），DDLPS 组中 2 例 PR（ORR 20%）[28]。2019 年 ASCO 上进一步报道了 UPS 和 DDLPS 组的队列扩展试验结果，两组患者分别共入组了 40 例和 39 例患者。在 UPS 组中，总体 ORR 为 23%，中位 PFS 为 12 周，而 DDLPS 组总体 ORR 仅为 10%，中位 PFS 为 8 周。

3 2017 年发表的一项针对晚期软组织肉瘤免疫治疗的单中心、I 期篮式试验发现，帕博利珠单抗对腺泡状软组织肉瘤（ASPS）的疗效较好，4 例 ASPS 患者中 2 例达到 PR，2 例 SD[29]。NCI 发起了另一项 atezolizumab（阿特珠单抗）治疗转移性 ASPS 的单臂、II 期研究，中期分析显示，19 例可评价患者中，8 例获得 PR，ORR 为 42%[30]。这项研究的入组人群中包含了阿特珠单抗作为姑息一线治疗的转移性 ASPS 患者。

4 在一项单中心、单臂、II 期研究[31]中，探索了阿昔替尼联合帕博利珠单抗在既往至少一线治疗失败的进展期或转移性软组织肉瘤中的疗效。研究共入组了 33 例患者，其中包括 12 例 ASPS。所有可评价患者总体的 ORR 为 26.7%，总体的 PFS 为 4.7 个月。亚组分析显示，非 ASPS 患者组的中位 PFS 为 3.0 个月，ASPS 亚组的 ORR 为 54.5%，中位 PFS 为 12.4 个月。阿昔替尼联合帕博利珠单抗对于 ASPS 的作用更为突出。

靶向／免疫治疗

参考文献

[1] The ESMO/European Sarcoma Network Working Group. Soft tissue and visceral sarcomas: ESMO Clinical Practice Guidelines for diagnosis, treatment and follow-up. Annals of Oncology. 2018, 29 (Supplement 4): iv51-iv67.

[2] NCCN clinical practice guideline in Oncology: Soft tissue sarcoma. 2019 Version 1, March 27.

[3] VAN DER GRAAF WT, BLAY JY, CHAWLA SP, et al. Pazopanib for metastatic soft-tissue sarcoma (PALETTE): a randomised, double-blind, placebo-controlled phase 3 trial. Lancet, 2012, 379 (9829): 1879-1886.

[4] XU BS, et al. The Significant Effects of Pazopanib Treatment in Chinese Patients with Advanced Soft Tissue Sarcoma and Predictive Analysis Through Whole-exon Sequencing. 2018 CTOS meeting No 3026226.

[5] CHI Y, FANG Z, HONG XN, et al. Safety and Efficacy of Anlotinib, a Multikinase Angiogenesis Inhibitor, in Patients With Refractory Metastatic Soft Tissue Sarcoma. Clin Cancer Res, 2018, 24 (21): 5233-5238.

[6] CHIY, YANG Y, SHUSEN W. et al. Anlotinib for metastasis soft tissue sar coma: A randomized, dou-ble-controlled and multi-centered clinical trial. 2018 (suppl; abstr 11503), 36.

［7］ MIR O, BRODOWICZ T, ITALIANO A, et al. Safety and efficacy of regorafenib in patients with advanced soft tissue sarcoma (REGOSARC): a randomised, double-blind, placebo-controlled, phase 2 trial. Lancet Oncol, 2016, 17 (12): 1732-1742.

［8］ DRILON A, LAETSCH TW, KUMMAR S, et al. Efficacy of Larotrectinib in TRK Fusion-Positive Cancers in Adults and Children. N Engl J Med, 2018, 378 (8): 731-739.

［9］ AGULNIK M, AGULNIK, J., et al. An open-label, multicenter, phase II study of bevacizumab for the treatment of angiosarcoma and epithelioid hemangioendotheliomas. Annals of Oncology, 2013, 24: 257-263.

［10］ MAKI RG, DADAMO DR, KEOHAN ML, et al. Phase II study of sorafenib in patients with metastatic or recurrent sarcomas. J Clin Oncol, 2009, 27 (19): 3133-3140.

［11］ DICHSON MA, TAP WD, KEOHAN ML, et al. Phase II trial of the CDK4 inhibitor PD0332991 in patients with advanced CDK4-amplified well-differentiated or dedifferentiated liposarcoma. J Clin Oncol, 2013, 31 (16): 2024-2028.

［12］ DICKSON MA, SCHWARTZ GK, KEOHAN ML, et al. Progression-Free Survival Among Patients With Well-Differentiated or Dedifferentiated Liposarcoma Treated With CDK4 Inhibitor Palbociclib: A Phase 2 Clinical Trial. JAMA Oncol, 2016, 2 (7): 937-940.

［13］ STACCHIOTTI S, MIR O, CESNE AL, et al. Activity of Pazopanib and Trabectedin in Advanced Alveolar Soft Part Sarcoma. Oncologist, 2018, 23 (1): 62-70.

靶向／免疫治疗

[14] STACCHIOTTI S, NEGRI T, ZAFFARONI N, et al. Sunitinib in advanced alveolar soft part sarcoma: evidence of a direct antitumor effect. Annals of Oncology, 2010, 22: 1682-1690.

[15] STACCHIOTTI, TAMBORINI E, MARRARI A, et al. Response to sunitinib malate in advanced alveolar soft part sarcoma. Clin Cancer Res, 2009, 15: 1096-1104.

[16] SCHOFFSKI P, SUFLIARSKY J, GELDERBLOM H, et al. Crizotinib in patients with advanced, inoperable inflammatory myofibroblastic tumours with and without anaplastic lymphoma kinase gene alterations (European Organisation for Research and Treatment of Cancer 90101 CREATE): a multicentre, single-drug, prospective, non-randomised phase 2 trial. Lancet Respir Med, 2018, 6 (6): 431-441.

[17] SHAW A TM, SAU-HONG I, YUNG JUE BANG,. et al. Ceritinib in ALK-rearranged non-small-cell lung cancer. N Engl J Med, 2014, 370: 1189-1197.

[18] T VALENTIN, C FOURNIER, N PENELet al. Sorafenib in patients with progressive malignant solitary fibrous tumors: a subgroup analysis from a phase II study of the French Sarcoma Group (GSF/GETO). Invest New Drugs, 2013, 31: 1626-1627.

[19] GEORGE S, MERRIAM P, MAKI R G, et al. Multicenter phase II trial of sunitinib in the treatment of nongastrointestinal stromal tumor sarcomas. J Clin Oncol, 2009, 27: 3154-3160.

[20] STACCHIOTTI S, NEGRI T, LIBERTINI M, et al. Sunitinib malate in solitary fibrous tumor (SFT). Ann Oncol, 2012, 23: 3171-3179.

靶向／免疫治疗

[21] MARTUB-BROTO J, STACCHIOTTI S, LOPEZ-POUSA S, et al. Pazopanib for treatment of advanced malignant and dedifferentiated solitary fibrous tumour: a multicentre, single-arm, phase 2 trial. The Lancet Oncology, 2019, 20 (1): 134-144.

[22] PARJ MS, PATEL SR, LUDWIG JA, et al. Activity of temozolomide and bevacizumab in the treatment of locally advanced, recurrent, and metastatic hemangiopericytoma and malignant solitary fibrous tumor. Cancer, 2011, 117: 4939-4947.

[23] RUTKOWSKI P, GLABBEKE M V, RANKIN CJ, et al. Imatinib mesylate in advanced dermatofibrosarcoma protuberans: pooled analysis of two phase II clinical trials. J Clin Oncol, 2010, 28 (10): 1772-1779.

[24] ANDREWJW, KOLDZIEJ MI, MORGAN JA, et al. Clinical activity of mTOR inhibition with sirolimus in malignant perivascular epithelioid cell tumors: targeting the pathogenic activation of mTORC1 in tumors. J Clin Oncol, 2009, 28: 835-840.

[25] GENNATAS C, MICHALAKI V, KAIRI PV, et al. Successful treatment with the mTOR inhibitor everolimus in a patient with Perivascular epithelioid cell tumor. World Journal of Surgical Oncology, 2012, 10: 181-184.

[26] BENSON C, VITFELLRASMUSSE J, MARUZZO M, eet al. A Retrospective Study of Patients with Malignant PEComa Receiving Treatment with Sirolimus or Temsirolimus: The Royal Marsden Hospital Experience. Anticancer Research, 2014, 34: 3663-3668.

[27] GOUNDER M, SCHFFSKI P, JONES RL, et al. Tazemetostat in advanced epithelioid sarcoma with

靶向／免疫治疗

loss of INI1/SMARCB1: an international, open-label, phase 2 basket study. Lancet Oncol, 2020 Nov, 21 (11): 1423-1432.

[28] TAWBI HA, BURGESS M, BOLEJACK V, et al. Pembrolizumab in advanced soft-tissue sarcoma and bone sarcoma (SARC028): a multicentre, two-cohort, single-arm, open-label, phase 2 trial. The Lancet Oncology, 2017, 18: 1493-1501.

[29] BURGESS MA, BOLEJACK V, SCHUETZE S, et al. Clinical activity of pembrolizumab (P) in undifferentiated pleomorphic sarcoma (UPS) and dedifferentiated/pleomorphic liposarcoma (LPS): Final results of SARC028 expansion cohorts. J Clin Oncol, 2019, 37 (15_suppl): 11015-11015.

[30] Groisberg R, HONG DS, BEHRANG A, et al. Characteristics and outcomes of patients with advanced sarcoma enrolled in early phase immunotherapy trials. Journal for ImmunoTherapy of Cancer. 2017, 5 (1), 100-107.

[31] O'SULLIVAN COYNE G, et al. Phase 2 study of atezolizumab in patients with alveolar soft part sarcoma. Presented at: CTOS 2018 Annual Meeting; Rome, Italy: Paper 021.

[32] WILKY BA, TRUCCO MM, SUBHAWONG TK, et al. Axitinib plus pembrolizumab in patients with advanced sarcomas including alveolar soft-part sarcoma: a single-centre, single-arm, phase 2 trial. Lancet Oncol. 2019; 20: 837-848.

7 常见亚型的软组织肉瘤的内科治疗（方案索引）

软组织肉瘤发病率低，WHO 将其分为 50 多种亚型，常见亚型包括平滑肌肉瘤、脂肪肉瘤、血管肉瘤、滑膜肉瘤、纤维肉瘤、未分化多形性肉瘤等；针对软组织肉瘤的大型 III 期前瞻性临床研究较少，II 期研究、回顾性研究或小样本研究较多。本节将对常见亚型软组织肉瘤的内科药物治疗方案进行索引（附录 9）。

【注释】

1　非特指型软组织肉瘤：除外尤文肉瘤、胚胎型 / 腺泡型横纹肌肉瘤等化疗敏感肿瘤、部分化疗不敏感及需要特殊处理的肉瘤，其他肉瘤统称为非特指型软组织肉瘤，包括：未分化多形性肉瘤，滑膜肉瘤，黏液样 / 圆细胞型脂肪肉瘤，平滑肌肉瘤，恶性外周神经鞘膜瘤，血管肉瘤等等。

2　本节所列化疗药物，单药化疗（多柔比星、表柔比星、异环磷酰胺、达卡巴嗪）或蒽环类药物联合方案（多柔比星或表柔比星与异环磷酰胺和 / 或达卡巴嗪）已广泛用于晚期、不可切除或转移性软组织肉瘤患者；其他化疗药物如吉西他滨联合多西紫杉醇、长春瑞滨或达卡巴嗪对不可切除或转移性软组织肉瘤亦有效；替莫唑胺、多柔比星脂质体和长春瑞滨单药在晚期、转移、复发或难治性软组织肉瘤中也显示了疗效。曲贝替定在美国获批用于平滑肌肉瘤和脂肪肉瘤的二线化疗，艾立布林在美国和欧盟获批用于晚期或转移性脂肪肉瘤，此两种药物亦在本指南中列出。

参考文献

［1］ Edmonson J, Ryan L, Blum R, et al. Randomized comparison of doxorubicin alone versus ifosfamide plus doxorubicin or mitomycin, doxorubicin, and cisplatin against advanced soft tissue sarcomas. J Clin Oncol, 1993, 11: 1269-1275.

［2］ Pervaiz N, Colterjohn N, Farrokhyar F, et al. A systematic meta-analysis of randomized controlled trials of adjuvant chemotherapy for localized resectable soft-tissue sarcoma. Cancer, 2008, 113: 573-581.

［3］ Kraybill WG, Harris J, Spiro IJ, et al. Long-term results of a phase 2 study of neoadjuvant chemotherapy and radiotherapy in the management of high-risk, high-grade, soft tissue sarcomas of the extremities and body wall: Radiation Therapy Oncology Group Trial 9514. Cancer, 2010, 116: 4613-4621.

［4］ Frustaci S, Gherlinzoni F, De Paoli A, et al. Adjuvant chemotherapy for soft tissue sarcomas of the extremities and girdles: results of the Italian randomized cooperative trial. J Clin Oncol, 2001, 19: 1238-1247.

［5］ Maki RG, Wathen JK, Patel SR, et al. Randomized phase II study of gemcitabine and docetaxel compared with gemcitabine alone in patients with metastatic soft tissue sarcomas: results of sarcoma alliance for research through collaboration study 002. J Clin Oncol, 2007, 25: 2755-2763.

［6］ Mack LA, Crowe PJ, Yang JL, et al. Preoperative chemoradiotherapy (modified Eilber protocol) provides maximum local control and minimal morbidity in patients with soft tissue sarcoma. Ann Surg Oncol, 2005, 12: 646-653.

[7] Antman KH, Elias A, et al. Dana-Farber Cancer Institute studies in advanced sarcoma. Semin Oncol, 1990, 1 (Suppl 2): 7-15.

[8] Petrioli R, Coratti A, Correale P, et al. Adjuvant epirubicin with or without Ifosfamide for adult soft-tissue sarcoma. Am J Clin Oncol, 2002, 25: 468-473.

[9] Judson, J. A. Radford, M. Harris, et al. Randomised phase II trial of pegylated liposomal doxorubicin (DOXIL/CAELYX) versus doxorubicin in the treatment of advanced or metastatic soft tissue sarcoma: a study by the EORTC Soft Tissue and Bone Sarcoma Group. Eur J cancer, 2001, 37: 870-877.

[10] Talbot SM, Keohan ML, Hesdorffer M, et al. A Phase II trial of temozolomide in patients with unresectable or metastatic soft tissue sarcoma. Cancer, 2003, 98: 1942-1946.

[11] Van der Graaf WT, Blay JY, Chawla SP, et al. Pazopanib for metastatic soft-tissue sarcoma (PALETTE): a randomised, double-blind, placebo-controlled phase 3 trial. Lancet, 2012, 379: 1879-1886.

[12] Chi Y, Fang Z, Hong XN, et al. Safety and Efficacy of Anlotinib, a Multikinase Angiogenesis Inhibitor, in Patients with Refractory Metastatic Soft Tissue Sarcoma. Clin Cancer Res, 2018 Nov 1, 24 (21): 5233-5238.

[13] Mir O, et al. Safety and efficacy of regorafenib in patients with advanced soft tissue sarcoma (REGOSARC): a randomised, double-blind, placebo-controlled, phase 2 trial. Lancet Oncol, 2016, 17 (12): 1732-1742.

[14] George S, Merriam P, Maki RG, et al. Multicenter phase Ⅱ trial of sunitinib in the treatment of nongastrointestinal stromal tumor sarcomas. J Clin Oncol, 2009, 27: 3154-3160.

[15] Maki RG, D'Adamo DR, Keohan ML, et al. Phase Ⅱ study of sorafenib in patients with metastatic or recurrent sarcomas. J Clin Oncol, 2009, 27: 3133-3140.

[16] Arndt CAS, Stoner JA, Hawkins DS, et al. Vincristine, actinomycin, and cyclophosphamide compared with vincristine, actinomycin, and cyclophosphamide alternating with vincristine, topotecan, and cyclophosphamide for intermediate-risk rhabdomyosarcoma: children's oncology group study D9803. J Clin Oncol, 2009, 27: 5182-5188.

[17] Arndt CAS, Hawkins DS, Meyer WH, et al. Comparison of results of a pilot study of alternating vincristine/doxorubicin/cyclophosphamide and etoposide/ifosfamide with IRS-IV in intermediate risk rhabdomyosarcoma: a report from the Children's Oncology Group. Pediatr Blood Cancer, 2008, 50: 33-36.

[18] Walterhouse DO, Lyden ER, Breitfeld PP, et al. Efficacy of topotecan and cyclophosphamide given in a phase Ⅱ window trial in children with newly diagnosed metastatic rhabdomyosarcoma: a Children's Oncology Group study. J Clin Oncol, 2004, 22: 1398-1403.

[19] Pappo AS, Lyden E, Breitfeld P, et al. Two consecutive phase Ⅱ window trials of irinotecan alone or in combination with vincristine for the treatment of metastatic rhabdomyosarcoma: the Children's Oncology Group. J Clin Oncol, 2007, 25: 362-369.

[20] Klingebiel T, Pertl U, Hess CF, et al. Treatment of children with relapsed soft tissue sarcoma: report of

the German CESS/CWS REZ 91 trial. Med Pediatr Oncol, 1998, 30: 269-275.

[21] Vassal G, Couanet D, Stockdale E, et al. Phase II trial of irinotecan in children with relapsed or refractory rhabdomyosarcoma: a joint study of the French Society of Pediatric Oncology and the United Kingdom Children's Cancer Study Group. J Clin Oncol, 2007, 25: 356-361.

[22] Pappo AS, Lyden E, Breneman J, et al. Up-front window trial of topotecan in previously untreated children and adolescents with metastatic rhabdomyosarcoma: an intergroup rhabdomyosarcoma study. J Clin Oncol, 2001, 19: 213-219.

[23] Ferrari A, Spreafico F, et al. Vinorelbine in previously treated advanced childhood sarcomas: evidence of activity in rhabdomyosarcoma. Cancer, 2002, 94: 3263-3268.

[24] Pappo AS, Bowman LC, Furman WL, et al. A phase II trial of high-dose methotrexate in previously untreated children and adolescents with high-risk unresectable or metastatic rhabdomyosarcoma. J Pediatr Hematol Oncol, 1997, 19: 438-442.

[25] Grier HE, Krailo MD, Tarbell NJ, et al. Addition of ifosfamide and etoposide to standardchemotherapy for Ewing's sarcoma and primitive neuroectodermal tumor of bone. N Engl J Med, 2003, 348: 694-701.

[26] Womer RB, West DC, Krailo MD, et al. Randomized controlled trial of interval-compressed chemotherapy for the treatment of localized Ewing sarcoma: A report from the Children's Oncology Group. J Clin Oncol, 2012, 30 (33): 4148-4154.

[27] Paulussen M, Ahrens S, Dunst J, et al. Localized Ewing tumor of bone: fnal results of thecooperative

Ewing's Sarcoma Study CESS 86. J Clin Oncol, 2001, 19: 1818-1829.

[28] Paulussen M, Craft AW, Lewis I, et al. Results of the EICESS-92 Study: two randomizedtrials of Ewing's sarcoma treatment cyclophosphamide compared with ifosfamide in standard-risk patients and assessment of beneft of etoposide added to standard treatmentin high-risk patients. J Clin Onco, 2008, 26: 4385-4393.

[29] Juergens C, Weston C, Lewis I, et al. Safety assessment of intensive induction with vincristine, ifosfamide, doxorubicin, and etoposide (VIDE) in the treatment of Ewing tumors in the EURO-E. W. I. N. G. 99 clinical trial. Pediatr Blood Cancer, 2006, 47: 22-29.

[30] Bernstein ML, Devidas M, Lafreniere D, et al. Intensive therapy with growth factor support for patients with Ewing tumor metastatic at diagnosis: Pediatric Oncology Group/Children's Cancer Group Phase II Study 9457 a report from the Children's Oncology Group. J Clin Oncol, 2006, 24: 152-159.

[31] Hunold A, Weddeling N, Paulussen M, et al. Topotecan and cyclophosphamide in patients with refractory or relapsed Ewing tumors. Pediatr Blood Cancer, 2006, 47: 795-800.

[32] Kushner BH, Kramer K, Meyers PA, et al. Cheung NK. Pilot study of topotecan and high-dose cyclophosphamide for resistant pediatric solid tumors. Med Pediatr Oncol, 2000, 35: 468-474.

[33] Casey DA, Wexler LH, Merchant MS, et al. Irinotecan and temozolomide for Ewing sarcoma: the Memorial Sloan-Kettering experience. Pediatr Blood Cancer, 2009, 53: 1029-1034.

[34] Wagner LM, Crews KR, Iacono LC, et al. Phase I trial of temozolomide and protracted irinotecan in

pediatric patients with refractory solid tumors. Clin Cancer Res, 2004, 10: 840-848.

[35] Van Winkle P, Angiolillo A, Krailo M, et al. Ifosfamide, carboplatin, and etoposide (ICE) reinduction chemotherapy in a large cohort of children and adolescents with recurrent/refractory sarcoma: the Children's Cancer Group (CCG) experience. Pediatr Blood Cancer, 2005, 44: 338-347.

[36] Navid F, Willert JR, McCarville MB, et al. Combination of gemcitabine and docetaxel in the treatment of children and young adults with refractory bone sarcoma. Cancer, 2008, 113: 419-425.

[37] Agulnik M, Yarber JL, Okuno SH, et al. An open-label, multicenter, phase Ⅱ study of bevacizumab for the treatment of angiosarcoma and epithelioid hemangioendotheliomas. Ann Oncol, 2013, 24: 257-263.

[38] Garcia-Del-Muro, X., et al. Randomized phase Ⅱ study comparing gemcitabine plus dacarbazine versus dacarbazine alone in patients with previously treated soft tissue sarcoma: a Spanish Group for Research on Sarcomas study. J Clin Oncol, 2011, 29 (18), 2528-2533.

[39] GroisbergR, et al. Characteristics and outcomes of patients with advanced sarcoma enrolled in early phase immunotherapy trials. Journal for Immuno Therapy of Cancer, 2017, 5 (1): 100.

[40] Schöffski P, Ray-Coquard IL, Cioffi A, et al. Activity of eribulin mesylate in patients with soft-tissue sarcoma: a phase 2 study in four independent histological subtypes. Lancet Oncol, 2011, 12 (11): 1045-1052.

[41] Demetri GD, von Mehren M, Jones RL, et al. Efficacy and Safety of Trabectedin or Dacarbazine for Metastatic Liposarcoma or Leiomyosarcoma After Failure of Conventional Chemotherapy: Results of a Phase Ⅲ Randomized Multicenter Clinical Trial. J Clin Oncol, 2016, 34 (8): 786-793.

［42］ Dickson MA, Schwartz GK, Keohan ML, et al. Progression-Free Survival Among Patients with Well-Differentiated or Dedifferentiated Liposarcoma Treated with CDK4 Inhibitor Palbociclib: A Phase 2 Clinical Trial. JAMA Oncol, 2016, 2 (7): 937-940.

［43］ Schöffski P, Sufliarsky J, Gelderblom H, et al. Crizotinib in patients with advanced, inoperable inflammatory myofibroblastic tumours with and without anaplastic lymphoma kinase gene alterations (European Organisation for Research and Treatment of Cancer 90101 CREATE): a multicentre, single-drug, prospective, non-randomised phase 2 trial. Lancet Respir Med, 2018, 6 (6): 431-441.

［44］ Shaw AT, Engelman JA, et al. Ceritinib in ALK-rearranged non-small-cell lung cancer. N Engl J Med, 2014, 370: 1189-1197.

［45］ Bissler JJ, McCormack FX, Young LR, et al. Sirolimus for angiomyolipoma in tuberous sclerosis complex or lymphangioleiomyomatosis. N Engl J Med, 2008, 358 (2): 140-151.

［46］ Gennatas C, Michalaki V, Kairi PV, et al. Successful treatment with the mTOR inhibitor everolimus in a patient with perivascular epithelioid cell tumor. World J Surg Oncol, 2012, 10: 181.

［47］ Italiano A, Delcambre C, Hostein I, et al. Treatment with the mTOR inhibitor temsirolimus in patients with malignant PEComa. Ann Oncol, 2010, 21 (5): 1135-1137.

［48］ Rutkowski P, Van Glabbeke M, Rankin CJ, et al. Imatinib mesylate in advanced dermatofibrosarcoma protuberans: pooled analysis of two phase II clinical trials. J Clin Oncol, 2010, 28 (10): 1772-1779.

常见亚型的软组织肉瘤的内科治疗（方案索引）

［49］ Drilon A, Laetsch TW, Kummar S, et al. Efficacy of Larotrectinib in TRK Fusion-Positive Cancers in Adults and Children. N Engl J Med, 2018, 378 (8): 731-739.

［50］ Gounder M, et al. Tazemetostat in advanced epithelioid sarcoma with loss of INI1/SMARCB1: an international, open-label, phase 2 basket study. Lancet Oncol, 2020, 21 (11): 1423-1432.

［51］ O'Sullivan Coyne G, Sharon E, Moore N, et al. Phase 2 study of atezolizumab in patients with alveolar soft part sarcoma. Presented at: CTOS 2018 Annual Meeting: November 14-17. Paper 021.

［52］ Shi YK, Cai QQ, Jiang Y, et al. Activity and Safety of Geptanolimab (GB226) for Patients with Unresectable, Recurrent, or Metastatic Alveolar Soft Part Sarcoma: A Phase Ⅱ, Single-arm Study. Clin Cancer Res. Published Online First October 12, 2020; DOI: 10. 1158/1078-0432. CCR-20-2819.

［53］ Weigel BJ, et al. Intensive multiagent therapy, including dose-compressed cycles of ifosfamide/etoposide and vincristine/doxorubicin/cyclophosphamide, irinotecan, and radiation, in patients with high-risk rhabdomyosarcoma: A report from the Children's Oncology Group. J Clin Oncol, 2016, 34 (2): 117-122.

8 药物治疗相关安全性管理

8.1 止吐

软组织肉瘤系统性治疗预防止吐策略

治疗药物	致吐风险	Ⅰ级推荐	Ⅱ级推荐	Ⅲ级推荐
靶向药物 （详见附录 8）	轻微	不考虑预防止吐 （1A 类）		
吉西他滨、多西他赛、曲贝替定、拓泊替康、白蛋白结合型紫杉醇、大剂量 MTX 等	低度	• 选择性 5-HT3 受体拮抗剂 • 地塞米松 • 氯丙嗪 • 甲氧氯普胺（1A 类）		
艾立布林、伊立替康等	中度	• 选择性 5-HT3 受体拮抗剂 + 地塞米松 • 奥氮平 + 选择性 5-HT3 受体拮抗剂 + 地塞米松 （1A 类）	• NK1 受体拮抗剂 • 质子泵抑制剂 • 镇静剂（劳拉西泮、安定等） • H2 受体拮抗剂（2B 类）	

软组织肉瘤系统性治疗预防止吐策略（续表）

治疗药物	致吐风险	I级推荐	II级推荐	III级推荐
VAC-IE、大剂量 ADM、大剂量 IFO、ADM+IFO、VDC、DTIC 等	高度	• 选择性 5-HT3 受体拮抗剂 + 地塞米松 + NK1 受体拮抗剂 • 奥氮平 + 选择性 5-HT3 受体拮抗剂 + 地塞米松 • 奥氮平 + 选择性 5-HT3 受体拮抗剂 + 地塞米松 + NK1 受体拮抗剂（1A 类）	• 质子泵抑制剂 • 镇静剂（劳拉西泮、安定等） • H2 受体拮抗剂（2B 类）	

【注释】

1. 临床上多种抗肿瘤治疗都可以引起恶心呕吐，其中以化疗引起的最为常见和较为严重，化疗所致恶心呕吐（chemotheraphy induced nausea and vomiting，CINV）对患者的情感、社会尊严和体力功能都会产生明显的负面影响，降低患者的生活质量和对于治疗的依从性，并可能造成代谢紊乱、营养失调、体重减轻，增加患者对治疗的恐惧感，影响化疗的剂量与疗程，严重时不得不终止抗肿瘤治疗。因此，化疗期间止吐管理非常重要，应常规采用预防性止吐方案，保证化疗的实施。

2. 呕吐机制最终的共同途径尚不明确，所以没有一种止吐药可以对所有种类化疗所致恶心呕吐提供全面保护。止吐药物通过阻断介导呕吐的神经递质而发挥止吐作用，可分为：多巴胺受体拮抗剂、5-HT3 受体拮抗剂、多巴 -5-HT3 受体拮抗剂、NK1 受体拮抗剂。

3. 软组织肉瘤的化疗基本为静脉化疗，按致吐风险分级可分为轻微（<10%）、低度（10%~30%）、中度（30%~90%）、高度（>90%）致吐危险，绝大多数建议预防应用止吐药物。靶向药物通常是轻微致吐风险，一般不考虑预防性应用止吐药物。

4. 止吐药的选择[1-9]，临床医师在为患者制订化疗方案后，需根据静脉或口服化疗方案致吐风险等级，适当参考患者高危风险因素和既往 CINV 的发生情况，为患者制订预防性止吐方案。

   （1）高度致吐性化疗方案所致恶心和呕吐的预防：推荐在化疗前采用三药方案，包括单剂量 5-HT3 受体拮抗剂、地塞米松和 NK-1 受体拮抗剂。

（2）中度致吐性化疗方案所致恶心和呕吐的预防：推荐第 1 天采用 5-HT3 受体拮抗剂联合地塞米松，第 2 和第 3 天继续使用地塞米松。对于有较高致吐风险的中度致吐性化疗方案，推荐在地塞米松和 5-HT3 受体拮抗剂的基础上加 NK-1 受体拮抗剂。

（3）低度致吐性化疗方案所致恶心和呕吐的预防：建议使用单一止吐药物例如地塞米松、5-HT3 受体拮抗剂或多巴胺受体拮抗剂预防呕吐。

（4）轻微致吐性化疗方案所致恶心和呕吐的预防：对于无恶心和呕吐史的患者，不必在化疗前常规给予止吐药物。尽管恶心和呕吐在该致吐水平药物治疗中并不常见，但如果患者发生呕吐，后续化疗前仍建议给于高一个级别的止吐治疗方案。

（5）多日化疗所致恶心及呕吐的预防：5-HT3 受体拮抗剂联合地塞米松是预防多日化疗所致 CINV 的标准治疗，通常主张在化疗期间每日使用第一代 5-HT3 受体拮抗剂，地塞米松应连续使用至化疗结束后 2~3 天。对于高度致吐性或延迟性恶心呕吐高风险的多日化疗方案，可以考虑加入 NK-1 受体拮抗剂。

5 良好的生活方式也能缓解恶心呕吐，例如少吃多餐，选择健康有益的食物，控制食量，不吃冰冷或过热的食物，不过度饮酒等。应注意可能导致或者加重肿瘤患者恶心呕吐的其他影响因素：部分或者完全性肠梗阻；前庭功能障碍；脑转移；电解质紊乱；尿毒症；与阿片类药物联合使用；肿瘤或者化疗，或者其他因素如糖尿病引起的胃轻瘫；心理因素如焦虑、预期性恶心呕吐等[6]。

参考文献

［1］ NCCN Clinical Practice Guidelines in Oncology-Antiemesis (Version 3. 2018).

［2］ RUDOLPH M, NAVARI, RUI QIN, et al. Olanzapine for the Prevention of Chemotherapy-Induced Nausea and Vomiting. N Engl J Med, 2016, 375 (2): 134-142.

［3］ ROLIA F, RUGGERI B, BALLATORI E, et al. Aprepitant versus dexamethasone for preventing chemotherapy-induced delayed emesis in patients with breast cancer: a randomized double-blind study. J Clin Oncol, 2014, 32: 101-106.

［4］ JORDAN K, KINITZ I, VOIGT W, et al. Safety and efficacy of a triple antiemetic combination with the NK-1 antagonist aprepitant in highly and moderately emetogenic multiple-day chemotherapy. Eur J Cancer. 2009, 45 (7): 1184-1187.

［5］ ALBANY C, BRAMES MJ, FAUSEL C, et al. R andomized, double-blind, placebo-controlled, phase III cross-over study evaluating the oral neurokinin-1 antagonist aprepitant in combination with a 5HT3 receptor antagonist and dexamethasone in patients with germ cell tumors receiving 5-day cisplatin combination chemo-therapy regimens: a hoosier oncology group study. J Clin Oncol, 2012, 30 (32): 3998-4003.

［6］ HESKETH PJ, SCHNADIG ID, SCHWARTZBERG LS, et al. Efficacy of the neurokinin-1 receptor antagonist rolapitant in preventing nausea and vomiting in patients receiving carboplatin-based chemotherapy. Cancer, 2016, 122: 2418-2425.

［7］ 中国抗癌协会癌症康复与姑息治疗专业委员会, 中国临床肿瘤学会抗肿瘤药物安全管理专家委员会. 肿瘤治疗相关呕吐防治指南. 临床肿瘤学杂志, 2014, 19 (3): 263-273.

［8］ DOGGRELL SA. Granisetron in the treatment of chemotherapy-induced nausea and vomiting (CINV) is there still a role after comparison with palonosetron？ Expert Opin Pharmacother, 2017, 18 (10): 1019-1026.

［9］ ROSCOE JA, MORROW GR, AAPRO MS, et al. Anticipatory nausea and vomiting. Support Care Cancer, 2011, 19: 1533-1538.

药物治疗相关安全性管理

8.2 骨髓抑制的预防和治疗

软组织肉瘤系统性治疗所致白细胞降低的预防策略

药物	I 级推荐	II 级推荐	III 级推荐
靶向药物	• 不推荐预防应用 G-CSF		
吉西他滨、曲贝替定、白蛋白结合型紫杉醇、大剂量 MTX、艾立布林、伊立替康等	• 如既往化疗时出现 IV 度骨髓抑制，下周期原方案化疗时预防应用 G-CSF（1A 类）	• 预防应用 G-CSF（2A 类）	
VAC-IE、大剂量 ADM、大剂量 IFO、ADM+IFO、VDC、DTIC 等	• 预防应用 G-CSF（1A 类）		

注：FN 通常被定义为[3] 中性粒细胞绝对值（ANC）<0.5×10⁹/L，或者 ANC<1.0×10⁹/L 且预计在 48 小时内 <0.5×10⁹/L，同时患者单次口腔体温 >38.3℃（腋温 >38.1℃）或 2h 内连续 2 次测量口腔温度 >38.0℃（腋温 >37.8℃）

软组织肉瘤系统性治疗所致血小板降低的治疗策略

不同状态血小板减少		I 级推荐	II 级推荐	III 级推荐
伴有出血		• 输注血小板 • 输注血小板 +rhTPO（1A 类）	-	-
不伴有出血	PLT ≤ 10^9/L	• 预防性输注血小板 • 输注血小板 +rhTPO（1A 类）	-	-
	10^9/L<PLT<75×10^9/L	• rhTPO（1A 类）	• IL-11（2A 类）	
	75×10^9/L ≤ PLT<100×10^9/L	• 密切观察血小板及出血情况（1A 类）	• IL-11（2A 类） • rhTPO（2A 类）	

软组织肉瘤系统性治疗所致贫血的处理策略

不同状态的贫血		I 级推荐	II 级推荐	III 级推荐
重度	有症状	• 输血 • 输血 +EPO+ 补充铁剂（1A 类）	• 加强营养（2B 类）	-
	无症状	• 输血 • EPO+ 补充铁剂（1A 类）	• 加强营养（2B 类）	-
中度	有症状	• 输血 • 输血 +EPO+ 补充铁剂 • EPO+ 补充铁剂（1A 类）	• 加强营养（2B 类）	-
	无症状	• EPO • EPO+ 补充铁剂（1A 类）	• 输血 • 加强营养（2B 类）	-
轻度	有症状	• EPO+ 补充铁剂（1A 类）	• 输血 • 加强营养（2B 类）	-
	无症状	• EPO+ 补充铁剂（1A 类）	• 加强营养（2B 类）	-

【注释】

1 化疗药物引起的骨髓抑制具有以下特点：①剂量限制性；②对粒细胞影响最大，其次为血小板，而红细胞系由于半衰期长，所受影响有时不易察觉；③随着累积量增加，骨髓抑制也逐渐加重，多数患者在化疗过程中骨髓毒性逐渐加重，恢复时间逐渐延长，甚至无法恢复到正常。大多数联合化疗在用药后1~2周出现白细胞数下降，10~14天达到最低点，3~4周时恢复正常。为保证化疗的正常进行和减少化疗的血液学毒性，通常需要给予对症支持。

2 软组织肉瘤化疗方案有多种，根据出现粒细胞缺乏性发热（fever of neutropenia，FN）发生率的高低分为高风险化疗方案者，推荐预防性应用粒细胞集落刺激因子（granulocyte colony stimulating fator，G-CSF）[1, 2]，其他风险化疗方案者如果既往化疗出现Ⅲ- Ⅳ度粒细胞减少，则下周期化疗时建议预防应用 G-CSF。

3 预防性应用 G-CSF 的用法与用量：G-CSF 主要包括重组人粒细胞刺激因子（Recombinant Human Granulocyte Colony Stimulating Factor，rhG-CSF）和聚乙二醇重组人粒细胞刺激因子（Pegylated Recombinant Human Granulocyte Colony Stimulating Factor，PEG-rhG-CSF）。

 （1）rhG-CSF：化疗后 2~4d 内开始使用，以 3~5μg/kg 皮下或静脉注射，1 次 /d，持续用药至中性粒细胞（ANC）恢复至正常或接近正常水平（ANC ≥ $2.0 × 10^9$/L）；

 （2）PEG-rhG-CSF：化疗给药结束后 24 小时给予 PEG-rhG-CSF 6mg（<45kg 者推荐剂量为 3mg）。对于第一周期应用后粒细胞数升高过于明显的患者，可以考虑在后续治疗过程中

减量至 3mg。PEG-rhG-CSF 与 rhG-CSF 疗效相当[4]，且我国临床实践中 rhG-CSF 基本存在延迟用药和提前停药的情况[5]，患者依从性差，因此在非特殊情况下，建议预防用药时使用 PEG-rhG-CSF。

4 化疗所致血小板减少症（chemotherapy induced thrombocytopenia，CIT）的诊治[6-9]：

（1）CIT 发生的主要原因是化疗药物对巨核系细胞的抑制作用所导致的血小板生成不足和血小板过度破坏。许多化疗药物和联合化疗方案均可出现不同程度的血小板减少，通常在化疗后 3~4d 出现。血小板计数最低点出现的时间和降低的幅度视所用的化疗药物、剂量、是否联合用药，以及患者的个体差异和化疗次数而不同。即使是同一化疗方案，随着疗程的累加，对于同一个患者引起的 CIT 会越来越严重，这主要是由于化疗药物剂量的累积而造成持续骨髓抑制所致。

（2）CIT 的治疗主要包括血小板输注、促血小板生长因子，目前原国家食品药品监督管理总局（China Food and Drug Administration，CFDA）批准的用于肿瘤相关血小板减少的药物为重组人血小板生成素（recombinant human thrombopoietin，rhTPO）及重组人白细胞介素 11（recombinant human interleukin 11，rhIL-11）。对出血风险较高的患者，为预防下一个化疗周期再次出现严重的血小板减少，可预防性使用血小板生长因子，从而保证化疗顺利进行。

1）血小板输注是对严重血小板减少症患者最快、最有效的治疗方法之一，然而血小板输注会潜在带来感染艾滋病及丙型肝炎等获得性传染性病毒疾病的风险，以及可能出现一些与血小板输注相关的并发症，患者还可能因产生血小板抗体而造成无效血小板输注或者输注后免疫反应。针对 CIT 的治疗，在规范输注血小板的前提下，有必要使用促血小板生长细胞因子来减少血小板输注带来的相关问题。

2）rhTPO：可以减轻肿瘤患者接受化疗后血小板计数下降的程度和缩短血小板减少的持续时间，减少血小板输注次数，有利于下一步治疗计划的顺利完成。rhTPO 用药注意事项：在用药前、用药中和用药后的随访中，应定期监测血小板计数和血常规，当血小板 $\geq 100 \times 10^9$/L 或血小板较用药前升高 50×10^9/L 时，应及时停药。

3）rhIL-11：可以降低 CIT 的严重程度，缩短 CIT 的病程，减少血小板的输注，有利于按计划需要进行的下一步化疗的顺利完成。rhIL-11 的用药方法：推荐剂量为 25~50μg/kg，皮下注射，1 次 /d，至少连用 7~10d，至化疗抑制作用消失且血小板计数 $\geq 100 \times 10^9$/L 或至血小板较用药前升高 50×10^9/L 以上时停药。rhIL-11 用药注意事项：rhIL-11 会引起过敏或超敏反应，包括全身性过敏反应；应用时应密切关注患者体重和心、肺、肾功能：肾功能受损者须减量使用，对于既往有体液潴留、充血性心功能衰竭、房性心律不齐或冠状动脉疾病史的患者，尤其是老年患者，rhIL-11 不推荐使用。

5 化疗所致贫血（chemotherapy related anemia，CRA）的诊治 [10-18]：

（1）细胞毒性药物尤其是铂类药物的广泛使用是化疗所致贫血的一个重要因素，新的化疗药物的开发及其之间的联合应用使贫血问题在临床上日渐突出。这些药物能促进红系细胞凋亡，同时还能造成肾脏损害，损伤肾小管细胞导致内源性 EPO 减少而引起贫血。贫血严重程度分级的国内标准见表2。

（2）输血、促红细胞生成素（EPO）及补充铁剂均为贫血的主要治疗手段。一般仅在重度及以上的贫血或伴有严重症状下考虑输血治疗。

1）多年来，输注全血或红细胞是治疗CRA的主要方式，其主要优点是可以迅速升高Hb浓度，可用于EPO治疗无效的患者。需要注意：首先，反复多次输血时更易引起过敏性反应、急性溶血反应、同种异体免疫反应、输血后心源性肺水肿；其次，警惕输血性病毒感染；第三，尽管输血后Hb浓度迅速升高，但恶性肿瘤的持续存在或具有细胞毒性的化疗药物引起患者的红细胞生成反应依然钝化，Hb很快降至输血前水平，因此治疗过程中Hb的波动较大，维持时间短。

2）EPO治疗贫血能改善生活质量，使输血需求下降。促红细胞生成素（EPO）150IU/kg或10 000IU每周3次，或36 000IU每周1次，皮下注射，1个疗程4~6周；如无反应，EPO可调整至300IU/kg或20 000IU每周3次，或36 000IU每周2次皮下注射。在使用EPO同时，建议根据情况对患者进行补铁治疗，推荐采用静脉注射蔗糖铁。当Hb ≤ 100g/L时可考虑起始EPO治疗，使Hb平稳上升（每4周上升10~20g/L），目标值为110~120g/L。

参考文献

［1］NCCN Clinical Practice Guidelines in Oncology-myeloid growth factor (Version 2. 2017)

［2］中国临床肿瘤学会指南工作委员会 . 肿瘤放化疗相关中性粒细胞减少症规范化管理指南 . 中华肿瘤杂志 , 2017 (11): 868-878.

［3］KLASTERSKY J, DE NAUROIS J, ROLSTON K, et al. Management of febrile neutropaenia: ESMO Clinical Practice Guidelines. Ann Oncol, 2016, 27 (suppl 5): v111-v118.

［4］XU B, TIAN F, YU J, et al. A multicenter, randomized, controlled, phase III clinical study of PEG-rhG-CSF for preventing chemotherapy-induced neutropenia in patients with breast cancer and non-small cell lung cancer. Chin J Oncol, 2016, 38 (1): 23-27.

［5］杨晟 , 何小慧 , 刘鹏 , 等 . 聚乙二醇化重组人粒细胞集落刺激因子预防化疗后中性粒细胞减少的有效性分析 . 中华肿瘤杂志 , 2015,(12): 626-631.

［6］SCHIFFER CA, ANDERSON KC, BENNETT CL, et al. Platelet transfusion for patients with cancer: clinical practice guidelines of the American Society of Clinical Oncology. J Clin Oncol, 2001, 19 (5): 1519-1538.

［7］VADHAN-RAJ S, PATEL S, BUESO-RAMOS C, et al. Importance of predosing of recombinant human thrombopoietin to reduce chemotherapy-induced early thrombocytopenia. J Clin Onco, 2003,

药物治疗相关安全性管理

21 (16): 3158-3167.

［8］ 马军 . 重组人白细胞介素 11 在血液病实体瘤血小板减少症合理应用的专家共识 . 中华肿瘤杂志 , 2010, 32 (12): 948-950.

［9］ 中国抗癌协会临床肿瘤学协作专业委员会 . 肿瘤化疗所致血小板减少症诊疗中国专家共识 (2014 版). 中华肿瘤杂志 , 2014, 36 (11): 876-879.

［10］ NCCN Clinical Practice Guidelines in Oncology-Cancer-and Chemotherapy-Induced Anemia (Version 2. 2018).

［11］ GILREATH JA, STEBEHJEM DD, RODGERS GM, et al. Diagnosis and treatment of cancer-related anemia. Am J Hematol, 2014, 89: 203-212.

［12］ PRESCOTT LS, TAYLOR JS, LOPEZ-OLIVO MA, et al. How low should we go: a systematic review and meta-analysis of the impact of restrictive red blood cell transfusion strategies in oncology. Cancer Treat Rev, 2016, 46: 1-8.

［13］ OHASHI Y, UEMURA Y, FUJISAKA Y, et al. Meta-analysis of epoetin beta and darbepoetin alfa treatment for chemotherapy-induced anemia and mortality: Individual patient data from Japanese randomized, placebo-controlled trials. Cancer Sci, 2013, 104: 481-485.

［14］ BOHLIUS J, SCHMIDLIN K, BRILLANT C, et al. Recombinant human erythropoiesis-stimulating agents and mortality in patients with cancer: a meta-analysis of randomised trials. Lancet, 2009, 373: 1532-1542.

［15］ NITZ U, GLUZ O, ZUNA I, et al. Final results from the prospective phase Ⅲ WSG-ARA trial: impact of adjuvant darbepoetin alfa on event-free survival in early breast cancer. Ann Oncol, 2014, 25: 75-80.

[16] STEINMETZ T, TSCHECHNE B, HARLIN O, et al. Clinical experience with ferric carboxymaltose in the treatment of cancer-and chemotherapy-associated anaemia. Ann Oncol, 2013, 24 (2): 475-482.

[17] HETZEL D, STRAUSS W, BERNARD K, et al. A Phase Ⅲ, randomized, open-label trial of ferumoxytol compared with iron sucrose for the treatment of iron deficiency anemia in patients with a history of unsatisfactory oral iron therapy. Am J Hematol, 2014, 89: 646-650.

[18] 马军, 王杰军, 张力, 等. 肿瘤相关性贫血临床实践指南 (2015—2016 版). 中国实用内科杂志, 2015, 11: 921-930.

8.3 蒽环类药物心脏毒性的预防

蒽环类药物心脏毒性的预防策略

化疗药物	Ⅰ级推荐	Ⅱ级推荐	Ⅲ级推荐
盐酸多柔比星	• 多柔比星终生累积剂量 [a] <550mg/m^2 • 右雷佐生（1A 类）	• 换用多柔比星脂质体 [1-3]（2B 类）	其他心脏保护剂 • 辅酶 Q10 • N- 乙半胱氨酸 • 抗氧化剂 （维生素 C 和维生素 E 等） • 铁螯合剂（3 类）
盐酸多柔比星脂质体注射液	• 右雷佐生（1A 类）		其他心脏保护剂 • 辅酶 Q10 • N- 乙半胱氨酸 • 抗氧化剂 （维生素 C 和维生素 E 等） • 铁螯合剂（3 类）

a. 多柔比星推荐最大累积剂量应 <550mg/m^2，如有纵隔放疗史或合用其他心脏毒性化疗药物，最大累积剂量建议 <350~400mg/m^2

【注释】

1 癌症患者心脏毒性风险：近年来，随着癌症患者的生存率明显延长，美国心脏协会/学会（AHA/ACC）指南认为接受蒽环类药物（ANT）治疗患儿尽管暂时无任何临床症状，也属远期慢性心力衰竭的高危人群。研究结果表明：尽管化疗方案不断改良，心脏毒性（附录10）发病率依然高，尤其是亚临床心毒性（12%~24%），其发病率是临床心毒性的3倍（3%~9%），更应得到临床医生的关注[4, 5]。

2 蒽环类药物所致心脏毒性的潜在机制仍未阐明，目前基本观点认为主要与产生有损伤作用的氧自由基直接相关[6]，但是一些研究使用活性氧清除剂治疗未能防止蒽环类药物相关的心脏毒性[7]，因此考虑存在其他发病机制，包括自由基导致脂膜的过氧化、抑制线粒体呼吸、药物毒性代谢物的形成、干扰钙离子稳态、自噬相关凋亡、破坏正常肌小节结构[8-10]；近些年来也有新发现一些致病机制，如有研究提示与拓扑异构酶-Ⅱ（topoisomerase-Ⅱ，Top2）有关，心肌细胞表达Top2-β，蒽环类药物可与Top2-β相互作用进而诱导DNA双链断裂，导致细胞死亡[11]；还可能与抑制Erbb2信号通路，破坏心肌细胞正常的纤维结构[12]相关。

3 临床研究和实践观察都显示蒽环类药物导致的心脏毒性往往呈进展性和不可逆性，特别是初次使用蒽环类药物就可能造成心肌损伤，随着蒽环类药物剂量累积，出现心脏毒性的风险也初步增高。蒽环类药物所致心脏毒性呈剂量依赖性。但是不同患者对蒽环类药物所致心脏毒性的表现有差异性。有些患者当第一次应用多柔比星时就可能出现心脏毒性表现[13]。常见的蒽环类药物导致心功能异常的危险因素有多种。

4 蒽环类化疗患者的心脏毒性预防策略[14]

(1) 既往有心血管疾病,接受过蒽环类药物化疗或放射治疗,年龄 >65 岁等具有心脏损伤高危因素患者使用药物前应充分评估心脏毒性风险,调整用药方案和用药剂量。风险高的患者避免蒽环类使用,对于需要用蒽环类的患者,在应用过程中早期监测和预防心脏毒性,对于 LVEF 降低超过 10% 的患者,建议选择更灵敏的方法监测,如动态监测肌钙蛋白等。详尽的病史和体格检查(重点关注的症状和体征有胸痛、气短、足踝水肿,运动耐量下降、心悸、晕厥和头晕等)是最简单且方便的诊疗措施。对于接受心脏毒性药物治疗的患者,应该提高可能引起心功能不全的警惕性,可考虑肿瘤心脏病学专家会诊。

(2) 目前指南推荐,对于以下两种情况应强化控制危险因素并考虑预防性应用心脏保护药物:

a. 高危患者,如患有心血管病、曾用蒽环类药物治疗或难以控制的危险因素。

b. 低危患者计划应用多柔比星的累积剂量 >250~300mg/m² (或等量的结构类似物)[15],心脏保护药物主要有 ACEI/ARB、β 受体阻滞剂、他汀类药物和右雷佐生[16]。

- 所有的 ACEI/ARB 类药物应用后均被证实有效,但是 β 受体阻滞剂类药物中仅有卡维地洛和奈必洛尔被证实有效。

- 右雷佐生是唯一经过循证医学证据表明可以有效预防蒽环类心脏毒性的药物。右雷佐生是铁离子螯合剂,其可降低蒽环类药物相关心脏毒性[14, 17-21],但需要注意的是右丙亚胺是预防蒽环类药物的心脏毒性,而非用于治疗。右雷佐生的具体使用方法:第一次使

药物治疗相关安全性管理

用蒽环类药物即可联合应用右雷佐生，右雷佐生与蒽环类药物的剂量比为 10~20：1。

- 其他心脏保护剂，包括辅酶 Q10、左卡尼汀、乙酰半胱氨酸、抗氧化剂（维生素 C 和维生素 E 等），以及其他铁螯合剂（如去铁胺和 EDTA）等，理论上讲也可能具有一定的心脏保护效果，但其防治心肌病的作用尚需要进一步研究。

（3）蒽环类药物的慢性和迟发性心脏毒性与其累积剂量相关，因此限制蒽环类药物的累积剂量可以降低其心脏毒性发生率；脂质体蒽环类药物也有可能减少蒽环类药物心脏毒性的发生率。

（4）出现心脏症状时需要请心脏内科专科医师协同治疗，给予对症处理（血管紧张素转化酶抑制剂（ACEI）、血管紧张素受体拮抗剂（ARB）和 β 受体阻滞剂。目前为止，大多数已发表的相关研究多集中在蒽环类药物所致心功能异常的治疗方面，ACEI 作为一线用药已被证实在蒽环类药物所致 LVEF 降低的治疗中具有明显效果，建议长期应用但具体应用的持续时间仍需进一步探索。但类似的效果并未在接受 ARB 治疗的患者中出现。β 受体阻滞剂同样是治疗抗肿瘤药物相关心功能异常的药物，尤其是在与 ACEI 联合应用时。醛固酮受体拮抗剂在抗肿瘤治疗所致心功能异常的诊治中的确切作用仍未明了，但是对于 NYHA> Ⅰ 级且 LVEF ≤ 35% 的患者可应用。利尿剂和地高辛均不能使左室收缩功能恢复。

5 盐酸多柔比星脂质体注射液可降低传统蒽环类药物的不良反应（尤其是心脏毒性），已在乳腺癌及血液系统肿瘤中获得疗效证据，但在软组织肉瘤中疗效循证医学证据尚未十分充分，因此暂仅推荐对于下述患者，可用多柔比星脂质体替代传统化疗方案中的多柔比星[22]：①体力状态评分较差患者（ECOG ≥ 2）；②器官功能低下，纽约心脏协会（NYHA）评分认定 II 级以下（尤其是伴有左心室功能不全的患者或具有心脏毒性风险高危因素）的患者；③ ≥ 60 岁的老年患者；④要注意远期毒性反应及需要保护心脏功能的儿童青少年患者；⑤根据患者意愿，对生活质量要求较高者。

6 超声心动图、心电图、生物标记物、心脏 MRI、心内膜活检等均是监测心脏毒性的方法（附录 11）。但是各种监测方法均有其优缺点，究竟以何种检查工具、检查频率来监测肿瘤治疗相关心脏毒性的发生尚没有一致的结论，目前多依赖于临床试验的方法或专家共识的建议[23]，国内较公认的监测心脏毒性方法是监测左室射血分数（LVEF）和肌钙蛋白（1 类）。

参考文献

［1］JUDSON I, RADFORD JA, HARRIS M, et al. Randomised phase II trial of pegylated liposomal doxorubicin (DOXIL/CAELYX) versus doxorubicin in the treatment of advanced or metastatic soft tissue sarcoma: a study by the EORTC Soft Tissue and Bone Sarcoma Group. Eur J Cancer, 2001, 37 (7): 870-877.

［2］SKUBITZ KM. Phase II trial of pegylated-liposomal doxorubicin (Doxil) in sarcoma. Cancer Invest, 2003, 21 (2): 167-176.

［3］O' BRIEN ME, WIGLER N, INBAR M, et al. Reduced cardiotoxicity and comparable efficacy in a phase III trial of pegylated liposomal doxorubicin HCl (CAELYX/Doxil) versus conventional doxorubicin for first-line treatment of metastatic breast cancer. Ann Oncol, 2004, 15 (3): 440-449.

[4] CARDINALE D, COLOMBO A, BACCHIANI G, et al. Early detection of anthracycline cardiotoxicity and improvement with heart failure therapy. Circulation, 2015, 131 (22): 1981-1988.

[5] LOTRIONTE M, BIONDI-ZOCCAI G, ABBATE A, et al. Review and meta-analysis of incidence and clinical predictors of anthracycline cardiotoxicity. Am J Cardiol, 2013, 112 (12): 1980-1984.

[6] MINOTTI G, MENNA P, SALVATORELLI E, et al. Anthracyclines: molecular advances and pharmacologic developments in antitumor activity and cardiotoxicity. Pharmacol Rev, 2004, 56 (2): 185-229.

[7] MARTIN E, THOUGAARD AV, GRAUSLUND M, et al. Evaluation of the topoisomerase II-inactive bisdioxopiperazine ICRF-161 as a protectant against doxorubicin-induced cardiomyopathy. Toxicology, 2009, 255 (1-2): 72-79.

[8] AN T, HUANG Y, ZHOU Q, et al. Neuregulin-1 attenuates doxorubicin-induced autophagy in neonatal rat cardiomyocytes. J Cardiovasc Pharmacol, 2013, 62 (2): 130-137.

[9] BARRY E, ALVAREZ JA, SCULLY RE, et al. Anthracycline-induced cardiotoxicity: course, pathophysiology, prevention and management. Expert Opin Pharmacother, 2007, 8 (8): 1039-1058.

[10] ITO H, MILLER SC, BILLINGHAM ME, et al. Doxorubicin selectively inhibits muscle gene expression in cardiac muscle cells in vivo and in vitro. Proc Natl Acad Sci U S A, 1990, 87 (11): 4275-4279.

[11] ZHANG S, LIU X, BAWA-KHALFE T, et al. Identification of the molecular basis of doxorubicin-

induced cardiotoxicity. Nat Med, 2012, 18 (11): 1639-1642.

[12] SAWYER DB, PENG X, CHEN B, et al. Mechanisms of anthracycline cardiac injury: can we identify strategies for cardioprotection？ Prog Cardiovasc Dis, 2010, 53 (2): 105-113.

[13] LIPSHULTZ SE, RIFAI N, SALLAN SE, et al. Predictive value of cardiac troponin T in pediatric patients at risk for myocardial injury. Circulation, 1997, 96 (8): 2641-2648.

[14] 中国临床肿瘤学会, 中华医学会血液学分会. 蒽环类药物心脏毒性防治指南 (2013 年版). 临床肿瘤学杂志, 2013, 18 (10): 925-934.

[15] ZAMORANO JL, LANCELLOTTI P, RODRIGUEZ MUñOZ D, et al. 2016 ESC Position Paper on cancer treatments and cardiovascular toxicity developed under the auspices of the ESC Committee for Practice Guidelines: The Task Force for cancer treatments and cardiovascular toxicity of the European Society of Cardiology (ESC). Eur Heart J, 2016, 37 (36): 2768-2801.

[16] CARDINALE D, COLOMBO A, LAMANTIA G, et al. Anthracycline-induced cardiomyopathy: clinical relevance and response to pharmacologic therapy. J Am Coll Cardiol, 2010, 55 (3): 213-220.

[17] LIPSHULTZ SE, RIFAI N, DALTON VM, et al. The effect of dexrazoxane on myocardial injury in doxorubicin-treated children with acute lymphoblastic leukemia. N Engl J Med, 2004, 351 (2): 145-153.

[18] CVETKOVIć RS, SCOTT LJ. Dexrazoxane: a review of its use for cardioprotection during anthracycline chemotherapy. Drugs, 2005, 65 (7): 1005-1024.

[19] MOURIDSEN HT, LANGER SW, BUTER J, et al. Treatment of anthracycline extravasation with

Savene (dexrazoxane): results from two prospective clinical multicentre studies. Ann Oncol, 2007, 18 (3): 546-550.

［20］VAN DALEN EC, CARON HN, DICKINSON HO, et al. Cardioprotective interventions for cancer patients receiving anthracyclines. Cochrane Database Syst Rev, 2011,(6): CD003917.

［21］BARRY EV, VROOMAN LM, DAHLBERG SE, et al. Absence of secondary malignant neoplasms in children with high-risk acute lymphoblastic leukemia treated with dexrazoxane. J Clin Oncol, 2008, 26 (7): 1106-1111.

［22］中国抗癌协会临床肿瘤学协作专业委员会抗淋巴瘤联盟，中国抗癌协会淋巴瘤专业委员会，中华血液学会白血病淋巴瘤组，等．脂质体阿霉素治疗恶性淋巴瘤及多发性骨髓瘤的中国专家共识．中国肿瘤临床，2014, 41 (24): 1550-1555.

［23］LONG JB, ENGORN BM, HILL KD, et al. Postoperative hematocrit and adverse outcomes in pediatric cardiac surgery patients: a cross-sectional study from the Society of Thoracic Surgeons and Congenital Cardiac Anesthesia Society Database Collaboration. Anesth Analg, 2021.

8.4 出血性膀胱炎的预防

出血性膀胱炎的预防策略[1]

	Ⅰ级推荐	Ⅱ级推荐	Ⅲ级推荐
预防策略	• 美司钠[2, 3]（1A 类）	• 水化：静脉 + 口服 • 碱化：静脉 + 口服（2A 类）	• 膀胱灌洗[4, 5]（3 类）

【注释】

1 出血性膀胱炎（hemorrhagic Cystitis，HC）是急性或缓慢加剧的膀胱弥漫性出血，可由许多原因引起，如药物毒性或过敏反应、放射损伤、病毒感染和其他原因引起[6-11]，软组织肉瘤化疗中大剂量环磷酰胺及异环磷酰胺化疗约 10%~40% 的患者可发生出血性膀胱炎[7, 11, 12]。其机制主要是环磷酰胺和异环磷酰胺在体内的代谢物（如丙烯醛和 4- 羟基异磷酰胺类）可损伤泌尿道及膀胱黏膜上皮[13-15]。

2 HC 的特征是泌尿道黏膜出血性炎症，参照 WHO 诊断标准可分为[16]：0 级为无血尿及症状，1 级为镜下血尿，2 级为肉眼血尿，3 级为肉眼血尿伴血块，4 级为在肉眼血尿和血块基础上并发尿道阻塞。

3 预防环磷酰胺和异环磷酰胺诱发的出血性膀胱炎优于治疗。美司钠（Mesna）是最常用的泌尿系保护剂[2, 3]。美司钠是一种硫醇化合物，代谢成 di-mesna 并由肾脏排泄，吸收部分被谷胱甘肽脱氢酶所作用，并产生游离的巯基，其结合膀胱中的丙烯醛，导致有效的排泄[17-19]。2002年美国临床肿瘤学会制定了使用美司钠的临床实践指南建议[19-22]：对于标准剂量的异环磷酰胺<2.5g/（$m^2 \cdot d$），美司钠的给药剂量应等于异环磷酰胺总日剂量的 60%，并分为 3 个剂量，分别在每次给予 IFO 的给药前 15 分钟和给药后 4 小时和 8 小时给药；应该告知接受高剂量环磷酰胺或异环磷酰胺的患者每天饮用至少 2L 的液体，及尽量保持膀胱放空状态。

4 一旦发生了 HC，无论病因如何，治疗原则有追加美司钠解救、预防尿路梗阻、输血支持、抗炎、镇痛和解痉等支持治疗，以及持续膀胱冲洗治疗[20, 21]、高压氧治疗[23-26]、膀胱灌注[27, 28]、髂血管栓塞[29]、膀胱镜手术等。

参考文献

［1］THOMPSON A, ADAMSON A, BAHL A, et al. Guidelines for the diagnosis, prevention and management of chemical-and radiation-induced cystitis. J Clin Urol, 2014, 7 (1): 25-35.

［2］KELES I, BOZKURT MF, CEMEK M, et al. Prevention of cyclophosphamide-induced hemorrhagic cystitis by resveratrol: a comparative experimental study with mesna. Int Urol Nephrol, 2014, 46 (12): 2301-2310.

［3］ SIU LL, MOORE MJ. Use of mesna to prevent ifosfamide-induced urotoxicity. Support Care Cancer, 1998, 6 (2): 144-154.

［4］ ATKINSON K, BIGGS JC, GOLOVSKY D, et al. Bladder irrigation does not prevent haemorrhagic cystitis in bone marrow transplant recipients. Bone Marrow Transplant, 1991, 7 (5): 351-354.

［5］ HADJIBABAIE M, ALIMOGHADDAM K, SHAMSHIRI AR, et al. Continuous bladder irrigation prevents hemorrhagic cystitis after allogeneic hematopoietic cell transplantation. Urol Oncol, 2008, 26 (1): 43-46.

［6］ YILMAZ N, EMMUNGIL H, GUCENMEZ S, et al. Incidence of cyclophosphamide-induced urotoxicity and protective effect of mesna in rheumatic diseases. J Rheumatol, 2015, 42 (9): 1661-1666.

［7］ MATZ EL, HSIEH MH. Review of advances in uroprotective agents for cyclophosphamide-and ifosfamide-induced hemorrhagic cystitis. Urology, 2017, 100: 16-19.

［8］ MATZ EL, HSIEH MH. Review of advances in uroprotective agents for cyclophosphamide-and ifosfamide-induced hemorrhagic cystitis. Urology, 2017, 100: 16-19.

［9］ MERT D, BATGI H, MERDIN A, et al. BK virus-associated hemorrhagic cystitis in patients with allogeneic hematopoietic cell transplantation: report of three cases. Hematol Rep, 2017, 9 (2): 7205.

［10］ LIEM X, SAAD F, DELOUYA G. A practical approach to the management of radiation-induced hemorrhagic cystitis. Drugs, 2015, 75 (13): 1471-1482.

［11］ KLASTERSKY J. Side effects of ifosfamide. Oncology, 2003, 65 (Suppl 2): 7-10.

[12] EMADI A, JONES RJ, BRODSKY RA. Cyclophosphamide and cancer: golden anniversary. Nat Rev Clin Oncol, 2009, 6 (11): 638-647.

[13] MENDENHALL WM, HENDERSON RH, COSTA JA, et al. Hemorrhagic radiation cystitis. Am J Clin Oncol, 2015, 38 (3): 331-336.

[14] HALDAR S, DRU C, BHOWMICK NA. Mechanisms of hemorrhagic cystitis. Am J Clin Exp Urol, 2014, 2 (3): 199-208.

[15] BENESIC A, SCHWERDT G, HENNEMEIER I, et al. The nephrotoxic Ifosfamide-metabolite chloroacetaldehyde interferes with renal extracellular matrix homeostasis. Cell Physiol Biochem, 2014, 33 (4): 1106-1116.

[16] DOBREK Ł, THOR PJ. Bladder urotoxicity pathophysiology induced by the oxazaphosphorine alkylating agents and its chemoprevention. Postepy Hig Med Dosw (Online), 2012, 66: 592-602.

[17] MARKMAN M, KENNEDY A, WEBSTER K, et al. Continuous subcutaneous administration of mesna to prevent ifosfamide-induced hemorrhagic cystitis. Semin Oncol, 1996, 23 (3 Suppl 6): 97-98.

[18] YILDIRIM I, KORKMAZ A, OTER S, et al. Contribution of antioxidants to preventive effect of mesna in cyclophosphamide-induced hemorrhagic cystitis in rats. Cancer Chemother Pharmacol, 2004, 54 (5): 469-473.

[19] HENSLEY ML, HAGERTY KL, KEWALRAMANI T, et al. American Society of Clinical Oncology 2008 clinical practice guideline update: use of chemotherapy and radiation therapy protectants. J Clin

Oncol, 2009, 27 (1): 127-145.

[20] TURKERI LN, LUM LG, UBERTI JP, et al. Prevention of hemorrhagic cystitis following allogeneic bone marrow transplant preparative regimens with cyclophosphamide and busulfan: role of continuous bladder irrigation. J Urol, 1995, 153 (3 Pt 1): 637-640.

[21] HADJIBABAIE M, ALIMOGHADDAM K, SHAMSHIRI AR, et al. Continuous bladder irrigation prevents hemorrhagic cystitis after allogeneic hematopoietic cell transplantation. Urol Oncol, 2008, 26 (1): 43-46.

[22] TSUBOI K, KISHI K, OHMACHI K, et al. Multivariate analysis of risk factors for hemorrhagic cystitis after hematopoietic stem cell transplantation. Bone Marrow Transplant, 2003, 32 (9): 903-907.

[23] DAVIS M, MACDONALD H, SAMES C, et al. Severe cyclophosphamide-induced haemorrhagic cystitis treated with hyperbaric oxygen. N Z Med J, 2011, 124 (1340): 48-54.

[24] GöKçE M, AKçAY A, TUğCU D, et al. Hyperbaric oxygen therapy for hemorrhagic cystitis. Exp Clin Transplant, 2014, 12 (3): 279-280.

[25] BEVERS RF, BAKKER DJ, KURTH KH. Hyperbaric oxygen treatment for haemorrhagic radiation cystitis. Lancet, 1995, 346 (8978): 803-805.

[26] CHONG KT, HAMPSON NB, CORMAN JM. Early hyperbaric oxygen therapy improves outcome for radiation-induced hemorrhagic cystitis. Urology, 2005, 65 (4): 649-653.

[27] CONSTANTINIDES C, MANOUSAKAS T, NIKOLOPOULOS P, et al. Prevention of recurrent bacterial

cystitis by intravesical administration of hyaluronic acid: a pilot study. BJU Int, 2004, 93 (9): 1262-1266.

[28] SMIT SG, HEYNS CF. Management of radiation cystitis. Nat Rev Urol, 2010, 7 (4): 206-214.

[29] TOSSON SR. re Internal iliac artery embolisation for control of severe bladder and prostate haemorrhage. Br J Urol, 1988, 62 (3): 281.

药物治疗相关安全性管理

8.5　软组织肉瘤免疫治疗相关的毒性监测

监测内容	Ⅰ级推荐	Ⅱ级推荐	Ⅲ级推荐
一般情况	在每次随访时均应进行临床症状及不良反应事件症状的评估，包括体格检查（神经系统检查），根据异常结果给予相应处理		
一般血液学检查	在治疗期间，每2~3周复查1次血常规、生化等，根据异常结果给予相应处理	如有指征，不定期对乙肝、丙肝、结核、HIV感染进行抗体监测	如有指征，不定期行HBV-DNA、HCV-RNA监测
心血管	在治疗期间，每2~4周复查ECG、心肌酶，根据异常结果给予相应处理	有症状时及时监测心电图、心肌酶谱等心脏检查	必要时复查24小时24小时动态ECG

软组织肉瘤免疫治疗相关的毒性监测（续表）

监测内容	Ⅰ级推荐	Ⅱ级推荐	Ⅲ级推荐
皮肤黏膜	每次随访均行皮肤黏膜检查，及时记录病变的类型和程度，根据异常结果，给予相应处理	监测受累的面积和病变类型，摄影记录	
甲状腺	在治疗期间，每4~6周复查甲状腺功能，根据异常结果给予相应处理	如果 TSH 高，不定期查 TPOAb，如 TSH 低，不定期查 TRAb	
肺	如无症状，无需常规监测，除非有肺内转移灶需要定期评估疗效	如有症状，及时行肺 CT 检查，尤其既往有肺基础病患者，根据异常结果给予相应处理	
肾上腺、垂体、胰腺	如无症状，无需常规监测	如有症状，及时行相应的指标监测，根据异常结果给予相应处理	必要时不定期查血尿淀粉酶，LH，FS，ACTH，血浆皮质醇等

【注释】

1. 尽管免疫治疗在软组织肉瘤中尚在起步阶段[1, 2]，但借鉴免疫治疗在其他瘤肿中的应用经验，在治疗期间，定期或不定期要通过对某些检验指标和脏器功能进行检测，从而及时发现免疫相关不良反应。监测到免疫相关不良反应，根据 CTCAE 不良反应进行分级，根据不同级别进行对应的处理。

2. 目前已经是抗肿瘤治疗的个体化靶向治疗时代[3, 4]。大量分子靶向抗肿瘤药物的成功应用和不断推陈出新，既为患者带来新的希望，也为临床用药安全不断提出新的考验。虽然大多数分子靶向药物的毒性事件是可预期、可控制的，但严重甚至危及生命的不良反应仍是临床上需要防范的重要问题。目前在软组织肉瘤中应用较为广泛的是多靶点抗血管生成的小分子 TKI 药物，比如索拉非尼、舒尼替尼、安罗替尼、培唑帕尼等。该类药物较典型的不良反应最多见的是手足综合征、高血压、甲状腺功能减退，还有肝功能损伤、伤口并发症、蛋白尿、腹泻等，针对不良反应在每个随访时间点应进行体格检查及相应的化验检测，对症处理。

参考文献

[1] TAWBI HA, BURGESS M, BOLEJACK V, et al. Pembrolizumab in advanced soft-tissue sarcoma and bone sarcoma (SARC028): a multicentre, two-cohort, single-arm, open-label, phase 2 trial. Lancet

Oncol, 2017, 18 (11): 1493-1501.

[2] GROISBERG R, HONG DS, BEHRANG A, et al. Characteristics and outcomes of patients with advanced sarcoma enrolled in early phase immunotherapy trials. J Immunother Cancer, 2017, 5 (1): 100.

[3] CHI Y, FANG Z, HONG X, et al. Safety and efficacy of anlotinib, a multikinase angiogenesis inhibitor, in patients with refractory metastatic soft-tissue sarcoma. Clin Cancer Res, 2018, 24 (21): 5233-5238.

[4] MAKI RG, D' ADAMO DR, KEOHAN ML, et al. Phase Ⅱ study of sorafenib in patients with meta-static or recurrent sarcomas. J Clin Oncol, 2009, 27 (19): 3133-3140.

9 多学科协作

多学科协作策略	I 级推荐 （多学科协作核心科室）	II 级推荐 （多学科协作可能需要学科）	III 级推荐
学科构成	• 骨软组织肿瘤外科 • 影像科 • 病理科 • 肿瘤内科（包括儿童肿瘤内科） • 放疗科	• 整形外科 • 胸外科 • 介入科 • 血管外科 • 泌尿外科 • 普外科 • 神经外科 • 麻醉科 • 妇科 • 康复科 • 心理科 • 核医学科 • 生殖科	

【注释】

多学科团队（multiple Disciplinary team，MDT）协作讨论制订方案，是目前肿瘤治疗较常见的治疗模式，有助于在保证医疗安全前提下增加患者治疗获益、提高患者生活质量、改善患者治疗满意度，在多种恶性肿瘤诊疗中广泛应用。软组织肉瘤作为一种高度异质性的恶性肿瘤，多学科协作的诊疗模式尤为重要[1-7]。

1 共识推荐软组织肉瘤多学科协作组的核心学科为：骨软组织肿瘤外科、影像科、病理科、肿瘤内科（包括儿童肿瘤内科）、放疗科；可能需要的学科有整形外科、胸外科、介入科、血管外科、泌尿外科、普外科、神经外科、麻醉科、妇科、核医学科、营养科、康复科及心理科和生殖科。

2 骨软组织肿瘤外科、影像科、病理科、肿瘤内科（包括儿童肿瘤内科）、放疗科医师是软组织肉瘤多学科协作团队的核心，是软组织肉瘤治疗队伍中不可缺少的一部分，他们与软组织肉瘤患者的接触最早、最密切、也最频繁，在患者的诊断和治疗中扮演着非常重要的角色。骨软组织肿瘤外科、影像科及病理科医生三者相结合方能正确诊断软组织肉瘤[8]。

3 软组织肉瘤治疗的三种主要方法：外科手术、全身治疗（包括细胞毒性药物治疗、靶向治疗、免疫治疗等）及放疗[4, 9-13]。外科手术是软组织肉瘤最主要的治疗方法，主要由骨软组织肿瘤外科完成，必要时根据肿瘤部位和受累情况需要相应外科协作。药物治疗和放疗亦是软组织肉瘤的重要治疗手段，在软组织肉瘤的综合治疗中占有重要的地位。在 MDT 团队中，影像科医师协助进行诊断、判断与描述肿瘤部位、边缘、结构关系、分期、评估放化疗疗效、是否复发等；

多学科协作

病理科医师参与临床及分子病理诊断、危险度评估和放化疗后疗效评估；骨软组织肿瘤外科医师全程参与患者的治疗和随访；肿瘤内科医师参与新辅助化疗、辅助化疗、复发转移后的化疗、晚期姑息治疗和随访；放疗科医师参与患者的术前放疗、术后放疗，以及骨转移灶的放疗，对于不能手术切除的病变或拒绝截肢的患者，局部放疗有一定的作用和地位。

4 软组织肉瘤的治疗是一个多学科协作综合治疗的过程[14-18]：部分患者的外科治疗需要进行皮瓣、肌瓣移植，这时需要整形外科医生的参与；出现肺转移灶的患者可能需要外科手术，就需要胸外科医生的参与；在软组织肉瘤化疗中，部分药物可以通过动脉灌注的形式给药，也可能需要栓塞治疗或血管造影，脊椎深部病灶在 CT 引导下穿刺活检和消融治疗，这些都可能需要介入科医师参与；有些四肢和骨盆软组织肉瘤侵及重要血管，为行保肢治疗，有时需要血管外科医生辅助进行游离或血管移植术；骨盆或腹膜后巨大肿瘤术中，需要输尿管插管、腹膜后肿瘤切除或结直肠修补造瘘、阴道修补等，需要泌尿外科、普外科、妇科医生的协助；软组织肉瘤患者保肢术后，其关节及肌肉功能恢复至关重要，可能需要康复科医生的辅助；软组织肉瘤患者尤其是青少年患者，在治疗过程中可能经历截肢、化疗、手术等重大事件，心理科医生能评估患者的心理状态，并提供适宜的心理干预，帮助他们建立治疗肿瘤的信心。此外，具有生育要求的患者还面临抗肿瘤治疗带来的生育功能影响，需要生殖科就治疗计划对生育的影响加以提前评估、指导和干预。

参考文献

[1] AFFE N, MURRAY J, TRAGGIS D, et al. Multidisciplinary treatment for childhood sarcoma. Am J Surg, 1977, 133 (4): 405-413.

[2] JüRGENS H, EXNER U, GADNER H, et al. Multidisciplinary treatment of primary Ewing's sarcoma of bone. A 6-year experience of a European Cooperative Trial. Cancer, 1988, 61 (1): 23-32.

[3] ENGLUND R, CHEW K, BIGGS J, et al. Ewing's sarcoma of mandible: management by a multidisciplinary approach. Aust N Z J Surg, 1984, 54 (1): 83-86.

[4] WASIF N, SMITH CA, TAMURIAN RM, et al. Influence of physician specialty on treatment recommendations in the multidisciplinary management of soft tissue sarcoma of the extremities. JAMA Surg, 2013, 148 (7): 632-639.

[5] SALMAN M, TAMIM H, MEDLEJ F, et al. Rhabdomyosarcoma treatment and outcome at a multidisciplinary pediatric cancer center in Lebanon. Pediatr Hematol Oncol, 2012, 29 (4): 322-334.

[6] BOO SL, BOTCHU R, MCLOUGHLIN E, et al. Sarcoma multidisciplinary team meeting: past, present, and future. Clin Radiol, 2020, 75 (4): 316-318.

[7] MARTIN-BROTO J, HINDI N, AGUIAR S Jr, et al. Sarcoma European and Latin American Network (SELNET) Recommendations on Prioritization in Sarcoma Care During the COVID-19 Pan-

多学科协作

demic. Oncologist, 2020, 25 (10): e1562-e1573.

[8] ZHOU Z, MCDADE TP, SIMONS JP, et al. Surgery and radiotherapy for retroperitoneal and abdominal sarcoma: both necessary and sufficient. Arch Surg, 2010, 145 (5): 426-431.

[9] ZAGARS GK, BALLO MT, PISTERS PW, et al. Surgical margins and reresection in the management of patients with soft tissue sarcoma using conservative surgery and radiation therapy. Cancer, 2003, 97 (10): 2544-2553.

[10] HOEKSTRA HJ, THIJSSENS K, VAN GINKEL RJ. Role of surgery as primary treatment and as intervention in the multidisciplinary treatment of soft tissue sarcoma. Ann Oncol, 2004, 15 (Suppl 4): iv181-iv186.

[11] LOOK HONG NJ, HORNICEK FJ, HARMON DC, et al. Neoadjuvant chemoradiotherapy for patients with high-risk extremity and truncal sarcomas: a 10-year single institution retrospective study. Eur J Cancer, 2013, 49 (4): 875-883.

[12] DELANEY TF, KEPKA L, GOLDBERG SI, et al. Radiation therapy for control of soft-tissue sarcomas resected with positive margins. Int J Radiat Oncol Biol Phys, 2007, 67 (5): 1460-1469.

[13] KANG X, HUANG Z, SHI A, et al.[Deficiencies in the Diagnosis and Treatment of Pulmonary Metastatic Osteosarcoma: A Chinese Multidisciplinary Survey]. Zhongguo Fei Ai Za Zhi, 2016, 19 (3): 153-160.

[14] AWAD N, LACKMAN R, MCMACKIN K, et al. Multidisciplinary approach to treatment of soft tissue sarcomas requiring complex oncologic resections. Ann Vasc Surg, 2018, 53: 212-216.

多学科协作

[15] KIM SH, LEE SH, KIM HS, et al. Multidisciplinary treatment of inferior vena cava leiomyosarcoma. ANZ J Surg, 2016, 86 (1-2): 104-105.

[16] YAO L, WANG J, JIANG Y, et al. Permanent interstitial 125I seed implantation as a salvage therapy for pediatric recurrent or metastatic soft tissue sarcoma after multidisciplinary treatment. World J Surg Oncol, 2015, 13: 335.

[17] GU HL, ZENG SX, CHANG YB, et al. Multidisciplinary treatment based on surgery leading to long-term survival of a patient with multiple asynchronous rare primary malignant neoplasms: A case report and literature review. Oncol Lett, 2015, 9 (3): 1135-1141.

[18] BRODAK M, SPACEK J, PACOVSKY J, et al. Multidisciplinary approach as the optimum for surgical treatment of retroperitoneal sarcomas in women. Eur J Gynaecol Oncol, 2013, 34 (3): 234-237.

多学科协作

10　随访

10.1 随访时间策略

时间	随访频率（间隔月/次）	
	高/中度恶性	低度恶性
第1~3年	3~4个月	4~6个月
第4~5年	6个月	4~6个月
5年以后	每年1次	每年1次

10.2 随访内容策略

随访内容	I级推荐	II级推荐	III级推荐
局部	• 体格检查 • B 超 • 肢体功能 / 功能评分 • MRI	• 局部 CT	
全身	• 胸部 CT • 区域淋巴结 B 超	• PET/CT（FDG）	• 全身骨扫描*（ECT Tc-99m）

* 骨扫描一般适用于骨受侵犯的软组织肉瘤患者随访。

【注释】

1. 软组织肉瘤原发灶手术后需要长期随访监测复发与转移，文献报道其 10 年的局部复发率甚至可达到 10%~20%[1-4]。随访可以早期发现局部复发和远隔转移，有助于及时进行治疗[5, 6]。

2. 长期生存患者还需要注意手术的潜在并发症，以及放疗和化疗的潜在副作用，如心脏毒性、不育、继发恶性肿瘤等[7, 8]。

随访

3 治疗结束后即应开始随访[9]。

- 术后半年内主要面临的是外科问题，例如伤口不愈合、感染等。
- 术后 2 年之内软组织肉瘤局部复发的高峰时间，高危患者通常在 2~3 年内复发，而低危患者可能较晚复发[1, 10]最常见的转移部位为肺，每次注意复查胸部 CT[11, 12]和区域淋巴结 B 超。

4 很少有前瞻性研究评估常见癌症类型的随访策略，软组织肉瘤中更没有。肿瘤分级、肿瘤大小和肿瘤部位的风险评估有助于选择常规随访政策[3, 13, 14, 15]。对于初始治疗后的随访建议基于专家的意见，频率和方式上有所不同[14, 16, 17]，参考多数机构采取的实际做法如下[17]：在术后 2~3 年中，每 3~4 个月随访一次手术治疗中/高级别软组织肉瘤患者，然后每半年 1 次直到 5 年，此后每年一次；低级别软组织肉瘤患者在前 3~5 年中每隔 4~6 个月随访，然后每年一次。

5 每次随访的内容包括：全面体检、B 超/MRI 或局部增强 CT、骨扫描、胸部影像学检查（胸部CT）、功能评分。全面体检、局部 B 超，以及胸部影像学检查是每次随访均应包括的检查项目，有助于发现局部复发或远隔转移。如怀疑有复发可能，需行局部增强 MRI 和或 CT 检查；有累及骨的软组织肉瘤患者，全身骨扫描在术后 5 年内每 6 个月检查一次，术后 5 年以后每年检查一次。

参考文献

[1] EILBER FC, ROSEN G, NELSON SD, et al. High-grade extremity soft tissue sarcomas: factors predictive of local recurrence and its effect on morbidity and mortality. Ann Surg, 2003, 237 (2): 218-226.

[2] KATTAN MW, LEUNG DH, BRENNAN MF. Postoperative nomogram for 12-year sarcoma-specific death. J Clin Oncol, 2002, 20 (3): 791-796.

[3] ROTHERMUNDT C, WHELAN JS, DILEO P, et al. What is the role of routine follow-up for localised limb soft tissue sarcomas ? A retrospective analysis of 174 patients. Br J Cancer, 2014, 110 (10): 2420-2426.

[4] Gerrand CH, Billingham LJ, Woll PJ, Grimer RJ. Follow up after primary treatment of soft tissue sarcoma: a survey of current practice in the United Kingdom. Sarcoma, 2007, 2007: 34128.

[5] TSENG WW, AMINI B, MADEWELL JE. Follow-up of the soft tissue sarcoma patient. J Surg Oncol, 2015, 111 (5): 641-645.

[6] FUJIKI M, MIYAMOTO S, KOBAYASHI E, et al. Early detection of local recurrence after soft tissue sarcoma resection and flap reconstruction. Int Orthop, 2016, 40 (9): 1975-1980.

[7] ESMO Guidelines Working Group, Saeter G. Osteosarcoma: ESMO clinical recommendations for diagnosis, treatment and follow-up. Ann Oncol, 2007, 18 (Suppl 2): ii77-ii78.

随访

[8] FITZHUGH CD, WISE B, BAIRD K, et al. Secondary supratentorial primitive neuroectodermal tumor following treatment of childhood osteosarcoma. Pediatr Blood Cancer, 2009, 53 (3): 496-498.

[9] HOVGAARD TB, NYMARK T, SKOV O, et al. Follow-up after initial surgical treatment of soft tissue sarcomas in the extremities and trunk wall. Acta Oncol, 2017, 56 (7): 1004-1012.

[10] HAGLUND KE, RAUT CP, NASCIMENTO AF, et al. Recurrence patterns and survival for patients with intermediate-and high-grade myxofibrosarcoma. Int J Radiat Oncol Biol Phys, 2012, 82 (1): 361-367.

[11] CHO HS, PARK IH, JEONG WJ, et al. Prognostic value of computed tomography for monitoring pulmonary metastases in soft tissue sarcoma patients after surgical management: a retrospective cohort study. Ann Surg Oncol, 2011, 18 (12): 3392-3398.

[12] FLEMING JB, CANTOR SB, VARMA DG, et al. Utility of chest computed tomography for staging in patients with T1 extremity soft tissue sarcomas. Cancer, 2001, 92 (4): 863-868.

[13] SAKATA K, JOHNSON FE, BEITLER AL, et al. Extremity soft tissue sarcoma patient follow-up: tumor grade and size affect surveillance strategies after potentially curative surgery. Int J Oncol, 2003, 22 (6): 1335-1343.

[14] KANE JM 3rd. Surveillance strategies for patients following surgical resection of soft tissue sarcomas. Curr Opin Oncol, 2004, 16 (4): 328-332.

[15] PURI A, GULIA A, HAWALDAR R, et al. Does intensity of surveillance affect survival after surgery for sarcomas ? Results of a randomized noninferiority trial. Clin Orthop Relat Res, 2014, 472 (5): 1568-1575.

随访

[16] WHOOLEY BP, GIBBS JF, MOONEY MM, et al. Primary extremity sarcoma: what is the appropriate follow-up ? . Ann Surg Oncol, 2000, 7 (1): 9-14.

[17] CASALI PG, ABECASSIS N, ARO HT, et al. Soft tissue and visceral sarcomas: ESMO-EURACAN Clinical Practice Guidelines for diagnosis, treatment and follow-up. Ann Oncol, 2018, 29 (Suppl 4): iv268-iv269.

11 附录

附录 1 第五版软组织肉瘤 WHO 分类（2020）和 ICD 编码

名称	ICD-O
脂肪细胞肿瘤	
非典型性脂肪瘤样肿瘤	8850/1
高分化脂肪肉瘤	8851/3
去分化脂肪肉瘤	8858/3
黏液样脂肪肉瘤	8852/3
多形性脂肪肉瘤	8854/3
黏液样多形性脂肪肉瘤	8859/3
纤维母细胞/肌纤维母细胞肿瘤	
隆突性皮肤纤维肉瘤	8832/1
纤维肉瘤型隆突性皮肤纤维肉瘤	8832/3
色素性隆突性皮肤纤维肉瘤	8833/1

名称	ICD-O
孤立性纤维性肿瘤	8815/1
恶性孤立性纤维性肿瘤	8815/3
炎性肌纤维母细胞瘤	8825/1
低度恶性肌纤维母细胞肉瘤	8825/3
黏液炎性纤维母细胞性肉瘤	8811/1
婴儿型纤维肉瘤	8814/3
成人型纤维肉瘤	8810/3
黏液纤维肉瘤	8811/3
低度恶性纤维黏液样肉瘤	8840/3
硬化性上皮样纤维肉瘤	8840/3
所谓的纤维组织细胞性肿瘤	
恶性腱鞘滑膜巨细胞瘤	9252/3
脉管肿瘤	
卡波西肉瘤	9140/3
上皮样血管内皮瘤	9133/3
血管肉瘤	9120/3

名称	ICD-O
血管周皮细胞（血管周）肿瘤 　　恶性血管球瘤	8711/3
平滑肌肿瘤 　　炎性平滑肌肉瘤 　　平滑肌肉瘤	8890/3 8890/3
骨骼肌肿瘤 　　胚胎性横纹肌肉瘤 　　腺泡状横纹肌肉瘤 　　多形性横纹肌肉瘤 　　梭形细胞 / 硬化性横纹肌肉瘤 　　外胚层间叶瘤	8910/3 8920/3 8901/3 8912/3 8921/3
软骨 - 骨肿瘤 　　骨外骨肉瘤	9180/3

名称	ICD-O
周围神经鞘膜肿瘤	
恶性周围神经鞘膜瘤	9540/3
上皮样恶性周围神经鞘膜瘤	9542/3
恶性蝾螈瘤	
恶性色素性神经鞘膜瘤	9540/3
恶性颗粒细胞瘤	9580/3
恶性神经束膜瘤	9571/3
分化不确定的肿瘤	
恶性混合瘤	8940/3
肌上皮癌	8982/3
恶性磷酸盐尿性间叶性肿瘤	8990/3
NTRK 重排梭形细胞间叶性肿瘤	
滑膜肉瘤，非特指性	9040/3
滑膜肉瘤，梭形细胞型	9041/3
滑膜肉瘤，双向型	9043/3
滑膜肉瘤，差分化型	9043/3
上皮样肉瘤	8804/3
腺泡状软组织肉瘤	9581/3

附
录

名称	ICD-O
软组织透明细胞肉瘤	9044/3
骨外黏液样软骨肉瘤	9231/3
促结缔组织增生性小圆细胞肿瘤	8806/3
恶性肾外横纹肌样瘤	8963/3
恶性血管周上皮样细胞分化的肿瘤（PEComa）	8714/3
（动脉）内膜肉瘤	9137/3
恶性骨化性纤维黏液瘤	8842/3
未分化肉瘤	8805/3
未分化梭形细胞肉瘤	8801/3
未分化多形性肉瘤	8802/3
未分化圆细胞肉瘤	8803/3
骨和软组织未分化小圆细胞肉瘤	
尤因肉瘤	9364/3
伴有 EWSR1- 非 ETS 家族融合基因的未分化肉瘤	9366/3
CIC 重排肉瘤	9367/3
伴有 BCOR 遗传学改变的肉瘤	9368/3

附录 2 软组织肉瘤病理规范化报告内容

参数	内容
标本类型	活检标本：FNA，CNB，开发性活检 手术标本：病灶内切除，边缘性切除，扩大切除，间室切除，根治性切除，截肢，盆腔廓清术，其他（非特指），+区域淋巴结清扫
肿瘤解剖部位	头颈部，躯干，四肢，盆腔/腹膜后，纵隔，关节内，其他
肿瘤深度	浅表　真皮内，皮下，深部　筋膜下，肌肉内，骨旁，深部体腔，其他
镜下肿瘤境界	境界清楚，或有假包膜；境界不清，或呈浸润性
组织学类型	第 5 版 WHO 软组织和骨肿瘤分类（2020），其他
组织学分级	FNCLCC，不能分级 [a]，不能评价，其他评估系统 [b]
疾病编码	ICD-O，ICD-11
肿瘤数目	孤立性；多发性，具体数目：

软组织肉瘤病理规范化报告内容（续表）

参数	内容
肿瘤大小	长径 × 横径 × 纵径（cm），或直径范围：
核分裂象	$/2mm^2$（10HPF），不作评估（不能分级者），不能评估
坏死评估	无；有，≤ 50%，>50%
脉管和神经侵犯情况	有，无
其他病理形态特征	间质改变，等
切缘情况	假包膜；≥ 2cm；<2cm，注明哪一侧并测量（mm）；紧邻，注明哪一侧；累及，注明哪一侧
淋巴结	无转移；转移，具体数目：
免疫组化	标记结果
分子检测	FISH，或 DNA 测序，或 NGS，或 RT-PCR
新辅助放 / 化疗后组织学评估	存活肿瘤细胞所占比例

【注释】

a 腺泡状软组织肉瘤、血管肉瘤、骨外黏液样软骨肉瘤、软组织透明细胞肉瘤和恶性颗粒细胞瘤等不作分级

b 胃肠道间质瘤、上皮样血管内皮瘤、孤立性纤维性肿瘤和 PEComa 有着各自的危险度评估或分级系统

附录 3 软组织肉瘤的分子检测

组织学类型	细胞遗传学异常	分子检测
非典型脂肪瘤样肿瘤 / 高分化脂肪肉瘤 去分化脂肪肉瘤	amp（12）（q13-15）	*MDM2，CDK4，HMGA2，YEATS4，CPM，FRS2，GLI* 基因扩增
黏液样脂肪肉瘤	t（12；16）（q13；p11） t（12；22）（q13；q12）	*FUS-DDIT3* *EWSR1-DDIT3*
孤立性纤维性肿瘤	inv（12）（q13q13）	*NAB2-STAT6*

软组织肉瘤的分子检测（续表）

组织学类型	细胞遗传学异常	分子检测
炎性成肌纤维细胞瘤	t（1；2）（q22；p23）	*TPM3-ALK*
	t（2；19）（p23；p13）	*TPM4-ALK*
	t（2；17）（p23；q23）	*CLTC-ALK*
	t（2；2）（p23；q13）	*RANBP2-ALK*
	inv（2）（p23；q35）	*ATIC-ALK*
	t（2；11）（p23；p15）	*CARS-ALK*
	t（2；4）（p23；q21）	*SEC31L1-ALK*
	t（2；12）（p23；p11）	*PPFIBP1-ALK*
	t（6；3）（q22；q12）	*TFG-ROS1*
	t（6；17）（q22；p13）	*YWHAE-ROS1*
	inv（2）（p23；q35）	*ATIC-ALK*
隆突性皮肤纤维肉瘤/巨细胞成纤维细胞瘤	r（17；22）	*COL1A1-PDGFB*
	t（17；22）（q21；q13）	
婴儿型纤维肉瘤	t（12；15）（p13；q25）	*ETV6-NTRK3*
低级别纤维黏液样肉瘤	t（7；16）（q33；p11）	*FUS-CREB3L2*
	t（11；16）（p13；p11）	*FUS-CREB3L1*

组织学类型	细胞遗传学异常	分子检测
硬化性上皮样纤维肉瘤	t（11；22）（p11；q12） t（11；16）（p11；p11） t（7；16）（p21；q11）	*EWSR1-CREB3L1* *FUS-CREB3L1* *FUS-CREB3L2*
腱鞘巨细胞瘤	t（1；2）（p13；q37）	*CSF1-COL6A3*
上皮样血管内皮瘤	t（1；3）（p36；q23-25） t（X；11）（p11；q22）	*WWTR1-CAMTA1* *YAP1-TFE3*
血管肉瘤（放疗后和慢性肢体水肿相关性）	8q24	*MYC* 基因扩增
腺泡状横纹肌肉瘤	t（2；13）（q35；q14） t（1；13）（p36；q14） t（X；2）（q13；q35） t（2；2）（q35；p23） t（2；8）（q35；q13） t（8；13）（p12；q13）	*PAX3-FOXO1* *PAX7-FOXO1* *PAX3-FOXO4* *PAX3-NCOA1* *PAX3-NCOA2* *FOXO1-FGFR1*

软组织肉瘤的分子检测（续表）

组织学类型		细胞遗传学异常	分子检测
梭形细胞/硬化性横纹肌肉瘤	先天性/婴儿梭形细胞横纹肌肉瘤	8q13	*SRF-NCOA2* *TEAD1-NCOA2* *VGLL2/NCOA2* *VGLL2-CITED2*
	成人梭形细胞/硬化性横纹肌肉瘤		*MYOD1* 基因突变（*MYOD1 p.L122R*）
间叶性软骨肉瘤		del（8）（q13；q21）/t（8；8）（q21；q13）	*HEY1-NCOA2*
恶性周围神经鞘膜瘤		17q11.2 9p21.3 11q14.2，17q11.2	*NF1* *CDNK2A/B* *PRC2*（*EED* 或 *SUZ12*）
恶性色素性神经鞘膜肿瘤		17q22-24	*PRKAR1A* 基因突变

软组织肉瘤的分子检测（续表）

组织学类型	细胞遗传学异常	分子检测
软组织肌上皮肿瘤	t（6；22）（p21；q12） t（1；22）（q23；q12） t（1；16）（p34；p11） t（9；22）（q33；q21） t（19；22）（q13；q12）	*EWSR1-POU5F1* *EWSR1-PBX1* *FUS-KLF17* *EWSR1-PBX3* *EWSR1-ZNF444*
NTRK 重排梭形细胞肿瘤		*LMNA-NTRK1* *TPR-NTRK1* *TPM3-NTRK1* *NTRK2/NTRK3* 重排
滑膜肉瘤	t（X；18）（p11；q11）	*SS18-SSX1*，*SS18-SSX2* 或 *SS18-SSX4*
上皮样肉瘤	22q11.2 异常 +8q 常为 i（8）（q10）	*SMARCB1*（*INI1*）失活，缺失或突变
腺泡状软组织肉瘤	t（X；17）（p11；q25）	*ASPSCR1-TFE3*

软组织肉瘤的分子检测（续表）

组织学类型	细胞遗传学异常	分子检测
软组织透明细胞肉瘤 / 胃肠道透明细胞肉瘤样肿瘤	t（12；22）（q13；q12） t（2；22）（q33；q12）	*EWSR1-ATF1* *EWSR1-CREB1*
骨外黏液样软骨肉瘤	t（9；22）（q22；q12） t（9；17）（q22；q11） t（9；15）（q22；q21） t（3；9）（q11；q22）	*EWSR1-NR4A3* *TAF2N-NR4A3* *TCF12-NR4A3* *TFG-NR4A3*
促结缔组织增生性小圆细胞肿瘤	t（11；22）（p13；q12）	*EWSR1-WT1*
肾外横纹肌样瘤	22q11.2 异常	*SMARCB1*（*INI1*）失活
内膜肉瘤	Gain or amp（12）（q12-15）和 4q12	*MDM2*，*CDK4*，*TSPAN31*，*GLI* 基因扩增
PEComa	16p13.3 t（X；17）（p11；p13）	*TSC2* 基因突变 *DVL2-TFE3*

软组织肉瘤的分子检测（续表）

组织学类型	细胞遗传学异常	分子检测
尤因肉瘤	t（11；22）（q24；q12）	*EWSR1-FLI1*
	t（21；22）（q22；q12）	*EWSR1-ERG*
	t（2；22）（q33；q12）	*EWSR1-FEV*
	t（7；22）（p22；q12）	*EWSR1-ETV1*
	t（17；22）（q12；q12）	*EWSR1-ETV4*
	inv（22）（q12；q12）	*EWSR1-ZSG*
	t（16；21）（p11；q22）	*EWSR1-ETV4*
	t（2；16）（q35；p11）	*FUS-ERG*
		FUS-FEV
CIC 重排肉瘤	t（4；19）（q35；q13）	*CIC-DUX4*
	t（10；19）（q26；q13）	*CIC-DUX4*
	t（x；19）（q13；q13.3）	*CIC-FOXO4*
	t（15；19）（q14；q13.2）	*CIC-NUTM1*
	t（10；19）（q23.3；q13）	*CIC-NUTM2B*

软组织肉瘤的分子检测（续表）

组织学类型		细胞遗传学异常	分子检测
伴 *BCOR* 遗传学改变的肉瘤	*BCOR* 重排肉瘤	inv（x）（p11.4；p11.22） t（x；4）（p1.4；q31.1） t（x；22；）（p11；q13.2）	*BCOR-CCNB3* *BCOR-MAML* *ZC3H7B-BCOR*
	婴幼儿未分化圆细胞肉瘤 / 婴幼儿原始黏液样间叶性肿瘤	*BCOR*-ITD t（10；17）（q23.3；p13.3）	*BCOR*-ITD *YWHAE1-NUTM2B*
EWSR1- 非 ETS 融合的圆细胞肉瘤		t（20；22）（q13；q12） t（1；22）（q36.1；q12） t（2；22）（q31；q12） t（6；22）（p21；q12） t（4；22）（q31；q12） t（20；16）（q13.2；p11.2）	*EWSR1-NFATC2* *EWSR1-PATZ1* *EWSR1-SP3* *EWSR1-POU5F1* *EWSR1-SMARCA5* *FUS-NFATC2*

附录4 生育功能相关知情同意

对还有生育要求的生育期患者和未成年人来说，保存生育功能是保证肿瘤治疗后生活质量的重要组成部分。无论是成人患者还是儿童患者，接诊医生都应在放化疗开始前尽早强调不孕不育可能，对明确希望保留生育功能及犹豫不决的患者，应转诊至妇产科或泌尿外科专家，尽可能地满足患者要求，在治疗开始前尽早与其讨论保留生育功能的方案，减轻患者焦虑、改善其生活质量；随访期间有生育需求，也需再次沟通并进行转诊。

对于男性：精子冻存是有效的保留生育功能方案，强烈建议开始治疗前收集精液，治疗即使仅仅一次，精子遗传学损伤的风险也较高。其他如睾丸组织冻存及再植、人类睾丸组织移植等仅在临床试验中应用。

对于女性：胚胎冻存是确实有效的生育能力保留方案，未受精卵母细胞冻存是女性生育能力保留方案之一，应在专业的中心进行。盆腔放疗时进行的卵巢移位不能确保成功，无法确保卵巢得到了保护，卵巢有再复位可能，这一方案应接近放疗时进行。卵巢组织冻存用于后期移植时，无须卵巢刺激，且可立即进行。对于进入青春期的儿童患者：建议采取明确有效的保留生育能力方案（如精子冻存、卵母细胞冻存），并取得患者知情同意、父母或监护人的知情同意。未进入青春期的儿童，唯一的保留生育能力方案是卵巢或睾丸组织冻存，目前尚处于研究阶段。

附录5 横纹肌肉瘤治疗前 TNM 临床分期标准

分期	原发部位	肿瘤浸润	肿瘤最大径（cm）	淋巴结	远处转移
1	预后良好的位置	T1 或 T2	≤ 5 或 >5	N0、N1、Nx	M0
2	预后不良的位置	T1 或 T2	≤ 5	N0、Nx	M0
3	预后不良的位置	T1 或 T2	≤ 5 或 >5	N0、N1、Nx	M0
4	预后良好和不良的位置	T1 或 T2	≤ 5 或 >5	N0、N1	M1

位置：预后良好：眼眶、头颈（除外脑膜旁区域）、肝脏、胆道、非膀胱和前列腺区泌尿生殖道；

预后不良：膀胱和前列腺、肢体、脑膜、背部腹膜后、盆腔、会阴部及肛周、胃肠道；

T 分期：T1：肿瘤局限于原发解剖部位；T2：肿瘤超出原发解剖部位，侵犯邻近器官或组织；

N 分期：N0：无区域淋巴结转移；N1：有区域淋巴结转移；Nx：区域淋巴结转移不详；

M 分期：M0：无远处转移；M1：有远处转移

附录 6　美国横纹肌肉瘤研究组（IRS）术后 - 病理分期系统

分组	临床特征
I	局限性病变，肿瘤完全切除，且病理证实已完全切除，无区域淋巴结转移（除头颈部病灶外，需要淋巴结活检或切除以证实无区域淋巴结受累） I a 肿瘤局限于原发肌肉或原发器官 I b 肿瘤侵犯至原发肌肉或器官以外的邻近组织，如穿过筋膜层
II	肉眼所见肿瘤完全切除，肿瘤具有局部浸润或区域淋巴结转移 II a 肉眼所见肿瘤完全切除，但镜下有残留，区域淋巴结无转移 II b 肉眼所见肿瘤完全切除，镜下无残留，但区域淋巴结转移 II c 肉眼所见肿瘤完全切除，镜下有残留，区域淋巴结有转移肿瘤未完全切除或仅活检取样，肉眼有残留肿瘤 II a 仅做活检取样
III	肿瘤未完全切除或仅活检取样，肉眼有明显残留肿瘤 III a 仅做活检取样 III b 肉眼所见肿瘤大部分被切除，但肉瘤有明显残留肿瘤
IV	有远处转移：肺、肝、骨、骨髓、脑、远处肌肉或淋巴结转移（脑脊液细胞学检查阳性，胸腔积液或腹腔积液，以及胸膜或腹膜有瘤灶种植）

附录 7 胚胎型和腺泡型横纹肌肉瘤危险分度

胚胎型和腺泡型横纹肌肉瘤依据病理类型、TNM 分期和 IRS 分组可进行危险分度。

危险组	病理亚型	TNM 分期	IRS 分组
低危	胚胎型	1	I~ III
低危	胚胎型	2~3	I~ II
中危	胚胎型	2~3	III
中危	腺泡型	1~3	I~ III
高危	胚胎型、腺泡型	4	IV
中枢侵犯组	胚胎型、腺泡型	同时伴有颅内转移扩散、脑脊液阳性、颅底侵犯或者颅神经麻痹中任意一项	

在上述基础上，推荐有条件的单位对腺泡型横纹肌肉瘤常规进行 FOXO1 融合基因检测，并结合年龄进行危险分度。

危险组	FOXO1 融合基因及年龄	TNM 分期	IRS 分组
低危	融合基因阴性	1~2	I - II
		1（仅眼眶）	III
中危	融合基因阳性	1~3	I - III
	融合基因阴性	3	I - II
		1~3（1 期眼眶除外）	III
	融合基因阴性且 <10 岁	4	IV
高危	融合基因阴性且 >10 岁	4	IV
	融合基因阳性	4	IV
中枢侵犯	任何基因状态及年龄	同时伴有颅内转移扩散、脑脊液阳性、颅底侵犯或者颅神经麻痹中任意一项	

附录 8 不可切除或转移性软组织肉瘤的靶向 / 免疫治疗药物

药物名称	靶点类型	病理类型
帕唑帕尼（Pazopanib）	VEGFR1/2、PDGFRα/β、c-Kit	非脂肪肉瘤的软组织肉瘤二线治疗，腺泡状软组织肉瘤一线治疗
安罗替尼（Anlotinib）	VEGFR1/2/3、FGFR1/2/3、PDGFRα/β、c-Kit、RET	软组织肉瘤尤其滑膜肉瘤和平滑肌肉瘤的二线治疗，腺泡状软组织肉瘤一线治疗
瑞戈非尼（Regorafenib）	RET、VEGF R 1、VEGF R 2、VEGFR3、KIT、PDGFR-α、PDGFR-β、FGFR 1、FGFR 2	非脂肪肉瘤外的软组织肉瘤二线治疗
拉罗替尼（Larotrectinib）	NTRK	NTRK 融合基因软组织肉瘤的二线治疗

不可切除或转移性软组织肉瘤的靶向 / 免疫治疗药物（续表）

药物名称	靶点类型	病理类型
伊马替尼 （Imatinib）	c-kit、PDGFR	胃肠道间质瘤一线治疗、隆突性皮肤纤维肉瘤一线治疗、硬纤维瘤二线治疗
舒尼替尼（Sunitinib）	VEGFR1/2、PDGFRα/β、Kit、FLT3、RET	恶性孤立性纤维瘤二线治疗、腺泡状软组织肉瘤一线治疗、透明细胞肉瘤二线治疗、促结缔组织增生小圆细胞肿瘤二线治疗
索拉非尼（Sorafenib）	VEGFR 1-3，PDGFRβ，c-KIT，FLT-3，RET，BRAF 和 c-RAF	硬纤维瘤二线治疗、血管肉瘤二线治疗、恶性孤立性纤维瘤二线治疗
克唑替尼（Crizotinib）	ALK、MET、ROS1	炎性肌纤维母细胞瘤（IMT）一线治疗
贝伐珠单抗 （Bevacizumab）	VEGF	血管肉瘤、上皮样血管内皮瘤、孤立性纤维瘤二线治疗
依维莫司（Everolimus） 西罗莫司（Sirolimus）	mTOR	恶性血管周上皮样细胞瘤一线治疗

不可切除或转移性软组织肉瘤的靶向 / 免疫治疗药物（续表）

药物名称	靶点类型	病理类型
哌柏西利（Palbociclib）	CDK4	腹膜后高分化 / 去分化脂肪肉瘤一线治疗
帕博利珠单抗（Pembrolizumab）	PD-1	腺泡状软组织肉瘤二线治疗、未分化多形性肉瘤二线治疗
阿特珠单抗	PD-L1	腺泡状软组织肉瘤一线或二线治疗

附录 9　常见亚型的软组织肉瘤的治疗方案索引
（参考文献见第七部分相应内容）

病理亚型	化疗方案	靶向药物
非特指型 软组织肉瘤[1]	联合方案 • AIM（多柔比星、异环磷酰胺、美司钠）[1] • AD（多柔比星、达卡巴嗪）[2] • MAID（美司钠、多柔比星、异环磷酰胺、达卡巴嗪）[3] • 表柔比星、异环磷酰胺、美司钠[4] • 吉西他滨、多西他赛[5] 单药方案 • 多柔比星[6] • 异环磷酰胺[7] • 表柔比星[8] • 多柔比星脂质体[9] • 替莫唑胺[10]	• 培唑帕尼[11] • 安罗替尼[12] • 瑞戈非尼[13] • 舒尼替尼[14] • 索拉非尼[15]

常见亚型的软组织肉瘤的治疗方案索引（参考文献见第七部分相应内容）（续表）

病理亚型	化疗方案	靶向药物
非多形性横纹肌肉瘤	联合方案： • 长春新碱、更生霉素、环磷酰胺（有心脏病史优先选用）[16] • 长春新碱、多柔比星、环磷酰胺，交替异环磷酰胺、依托泊苷[17] • 环磷酰胺、托泊替康[18] • 伊立替康、长春新碱[19] • 卡铂、依托泊苷[20] 单药方案 • 伊立替康[21] • 托泊替康[22] • 长春瑞滨[23] • 大剂量甲氨蝶呤[24]	

常见亚型的软组织肉瘤的治疗方案索引（参考文献见第七部分相应内容）（续表）

病理亚型	化疗方案	靶向药物
尤文肉瘤	一线治疗（原发性/新辅助/辅助治疗） • VDC/IE（长春新碱、多柔比星、环磷酰胺，交替异环磷酰胺、依托泊苷）[25, 26] • VDI（长春新碱、多柔比星、异环磷酰胺）[27] • VIDE（长春新碱、异环磷酰胺、多柔比星、依托泊苷）[28, 29] 二线治疗（复发/难治性或转移性疾病） • 环磷酰胺、托泊替康[30-32] • 伊立替康、替莫唑胺[33, 34] • 异环磷酰胺、卡铂、依托泊苷[35] • 多西他赛、吉西他滨[36]	
血管肉瘤	• 紫杉醇或多西他赛 • 长春瑞滨 • 紫杉醇、贝伐珠单抗 • 非特指型软组织肉瘤其他全身治疗选择	• 索拉非尼[15] • 舒尼替尼[14] • 贝伐珠单抗[37]

常见亚型的软组织肉瘤的治疗方案索引（参考文献见第七部分相应内容）（续表）

病理亚型	化疗方案	靶向药物
平滑肌肉瘤	• 多柔比星、达卡巴嗪 • 吉西他滨、达卡巴嗪[38]	
腺泡状软组织肉瘤		• 安罗替尼[12] • 培唑帕尼[11] • 舒尼替尼[14] • 帕博利珠单抗[39]
脂肪肉瘤	• 曲贝替定（黏液样/圆细胞型脂肪肉瘤更优）[40] • 艾立布林[41]	哌柏西利（palbociclib，分化好的脂肪肉瘤/去分化脂肪肉瘤）[42]
炎性肌纤维母细胞瘤（IMT）		克唑替尼、塞瑞替尼（如存在 ALK 易位）[43, 44]

常见亚型的软组织肉瘤的治疗方案索引（参考文献见第七部分相应内容）（续表）

病理亚型	化疗方案	靶向药物
恶性血管周上皮样细胞瘤（PEComa）		• 西罗莫司[45] • 依维莫司[46] • 替西罗莫司[47]
未分化多形性肉瘤		帕博利珠单抗（二线治疗）[39]
皮肤隆突性纤维肉瘤		伊马替尼[48]
NTRK 融合基因阳性软组织肉瘤		拉罗替尼（Larotrectinib）[49]

附录 10　心脏不良事件评定标准（NCI CTC AE 4.0）

心脏不良事件评定标准（NCI CTC AE 4.0）-1

不良反应	心脏 / 心血管病症				
	1 级	2 级	3 级	4 级	5 级
急性冠状动脉综合征	—	有症状，进展性绞痛；心脏酶类正常；血液动力学稳定	有症状，不稳定绞痛和 / 或急性心肌梗死；心肌酶类异常；血液动力学稳定	有症状，不稳定绞痛和 / 或急性心肌梗死；心肌酶类异常；血液动力学不稳定	死亡
心脏停搏	阶段性心脏停搏；需要非紧急医学处理	—	—	危及生命的后果；需要紧急介入治疗	死亡
心房颤动、心房扑动	无症状，无须介入治疗	非紧急医学介入治疗	有症状，药物不能完全控制，或需使用装置控制（如起搏器），或部分切除	危及生命的后果；需要紧急介入治疗	死亡

心脏不良事件评定标准（NCI CTC AE 4.0）-1（续表）

不良反应	心脏/心血管病症				
	1级	2级	3级	4级	5级
完全性房室传导阻滞	—	非紧急医学介入治疗	有症状，药物不能完全控制，或需使用装置控制（如起搏器）	危及生命的后果；需要紧急介入治疗	死亡
I度房室传导阻滞	无症状，无须介入治疗阻滞	非紧急医学介入治疗	—	—	—
心脏骤停	—	—	—	危及生命的后果；需要紧急介入治疗	死亡
胸痛（心源性）	轻度疼痛	中度疼痛；工具性ADL受影响	静止时疼痛；自理ADL受影响	—	—

心脏不良事件评定标准（NCI CTC AE 4.0）-2

不良反应	心脏／心血管病症				
	1 级	2 级	3 级	4 级	5 级
传导紊乱	轻度症状；无须介入治疗	中度症状	严重症状；需要介入治疗	危及生命的后果；需要紧急介入治疗	死亡
缩窄性心包炎	—	—	有症状心衰，或其他心脏病症状，对治疗有反应	难治疗的心衰或其他难以控制的心脏病症状	死亡
心力衰竭	无症状，实验室（如 B 型钠尿肽）或心脏影像学检查异常	轻度至中度活动或劳累时产生症状	静止或最低程度活动或劳累时严重症状；需要介入治疗	危及生命的后果；需要紧急介入治疗（如持续静脉治疗或机械血液动力学支持治疗）	死亡
左心室收缩功能异常	—	—	由于射血分数下降引发症状，对治疗有反应	由射血分数下降导致的难治性或控制效果差的心力衰竭；需要左室辅助装置，注射血管加压药辅助或心脏移植治疗	死亡

心脏不良事件评定标准（NCI CTC AE 4.0）-2（续表）

不良反应	心脏 / 心血管病症				
	1 级	2 级	3 级	4 级	5 级
莫氏 I / II 型房室传导阻滞	无症状，无须介入治疗	有症状，需要医学介入治疗	有症状，药物不能完全控制，或需使用装置控制（如起搏器）	危及生命的后果；需要紧急介入治疗	死亡
心肌梗死	—	无症状，心脏酶系最低程度异常，无局部缺血性 ECG 改变的证据	严重症状；心脏酶系异常；血液动力学稳定；ECG 改变与梗死形成一致	危及生命的后果；血液动力学不稳定	死亡
心肌炎	无症状，实验室（如 B 型钠尿肽）或心脏影像学检查异常	轻度至中度活动或劳累时产生症状	静止或微量活动或劳累时严重症状；需要介入治疗	危及生命的后果；需要紧急介入治疗（如持续静脉治疗或机械血液动力学支持治疗）	死亡

心脏不良事件评定标准（NCI CTC AE 4.0）-3

不良反应	心脏 / 心血管病症				
	1 级	2 级	3 级	4 级	5 级
心包积液	无症状，ECG 或体检（摩擦音）时发现心包炎	有症状性心包炎（如胸痛）	心包炎伴生理改变（如心包缩窄）	危及生命的后果；需要紧急介入治疗	死亡
限制型心肌病	—	—	有症状的心力衰竭或其他心脏病症，对治疗有反应	难治性心力衰竭或其他控制效果差的心脏病症	死亡
右心室机能障碍	无症状，实验室（如 B 型钠尿肽）或心脏影像学检查异常	轻度或中度活动或劳累时产生症状	严重症状，伴随低氧血症、右心衰竭；需要输氧治疗	危及生命的后果；需要紧急介入治疗（如心室辅助装置）；需要心脏移植手术	死亡
室性心律失常	无症状，无须介入治疗	需要非紧急介入治疗	需要医学治疗	危及生命的后果；血液动力学危害；需要紧急介入治疗	死亡

心脏不良事件评定标准（NCI CTC AE 4.0）-3（续表）

不良反应	心脏/心血管病症				
	1 级	2 级	3 级	4 级	5 级
高血压	高血压前期（收缩压为120~139mmHg或舒张压为80~89mmHg）	一级高血压（收缩压为140~159mmHg或舒张压为90~99mmHg）；需要医学介入；复发或持续（≥24小时）；症状加重通过舒张压加大超过20mmHg或之前血压正常但现在大于140/90mmHg；需要单一疗法。儿科患者：复发或持续，血压超过正常上限大于等于24小时；需要单一疗法。	二级高血压（收缩压≥160mmHg或舒张压≥100mmHg）；需要医学介入；需要多于一个药的治疗或比之前更强烈的疗法。儿科患者：与成人相同。	危及生命的后果（如恶性高血压，暂时或持续的神经功能缺失，高血压危象）；需要紧急介入。儿科患者：与成人相同。	死亡

心脏不良事件评定标准（NCI CTC AE 4.0）-4

不良反应	心脏 / 心血管病症				
	1 级	2 级	3 级	4 级	5 级
心悸	轻度症状；无须介入	需要介入治疗	—	—	—
低血压	无症状；无须介入	需要非紧急医学介入	需要医学介入或住院	危及生命，需要紧急介入	死亡
心肌肌钙蛋白 I 升高	根据厂商的定义，水平高于正常上限低于心肌梗死时的水平	—	根据厂商的定义，水平与心肌梗死时一致	—	—
心肌肌钙蛋白 T 升高	根据厂商的定义，水平高于正常上限低于心肌梗死时的水平	—	根据厂商的定义，水平与心肌梗死时一致	—	—
射血分数下降	—	静止时射血分数 50%~40%；比基线下降 10%~19%	静止时射血分数 39%~20%；比基线下降 >20%	静止时射血分数 <20%	—

心脏不良事件评定标准（NCI CTC AE 4.0）-4（续表）

不良反应	心脏 / 心血管病症				
	1 级	2 级	3 级	4 级	5 级
心电图QT间期校正间隔时间延长	QTc 450~480ms	QTc 481~500ms	至少两个单独的心电图中QTc ≥ 501ms	QTc ≥ 501ms 或较基线改变 >60ms，尖端扭转性或多态性室性心动过速或严重心律失常征兆 / 症状	—

附录 11　蒽环类药物心脏毒性的监测方法

方法	优点	缺点
超声心动图	显示心脏形态和功能；患者不需接触电离辐射；组织多普勒对监测心脏收缩舒张功能更敏感	LVEF 检测费时，操作重复性差；LVEF 对监测早期的临床前心脏病变不敏感；FS 和 LVEF 受前后负荷影响
放射性核素心室显像术（MUGA）	很好地评估射血分数；可评估局部室壁的运动和舒张功能	侵入性的——患者接触辐射，影响其重复性；低空间分辨率；不能显示瓣膜功能；LVEF 对监测早期的临床前心脏病变不敏感
负荷超声心动图	可检测出静息状态下掩藏的心脏异常	非常规应用
生化标记	肌钙蛋白是监测心肌损伤的高特异性和敏感性的标记物；是潜在的有效的筛查工具	关于临床价值的数据比较有限
磁共振成像（MRI）	评估心肌功能与损伤的有价值的工具	价格因素限制其应用
计算机 X 射线断层扫描（CT）	图像质量与 MRI 相似	高辐射剂量，应用受限